CU00803876

Murielle TAISNE

ABSENT

« 20 années en quête d'une histoire paternelle »

20 années en quête d'une histoire paternelle

Murielle TAISNE

ABSENT

*« 20 années en quête
d'une histoire paternelle »*

20 années en quête d'une histoire paternelle

© 2017 Murielle Taisne

Illustration : **Murielle Taisne**
Traduction : **Murielle Taisne**

Edition : BoD - Books on Demand
12/14 rond-point des Champs Elysées
75008 Paris
Imprimé par BoD – Books on Demand,
Norderstedt
ISBN : 978-2-3221-3785-5
Dépôt légal : 2017

Absent

Remerciements

À mon merveilleux mari Holger : mon pilier et ma force et mes deux merveilleux enfants Cédric et Mathis qui grandissent au sein d'une famille soudée.
A ma sœur et à mes frères, à mes parents.

À mes amis lointains ou proches et ceux qui m'ont toujours aidée à avancer... et à Catherine.

Aux collègues à qui j'ai confié mon projet et qui ont cru en moi. A ceux d'entre eux qui me liront et connaitront mon histoire.

À tous ceux que j'ai croisés dans la vie. Et merci à Dani qui m'a beaucoup aidée à me reconstruire une histoire.

Quelques mots sur l'auteur :
Murielle, originaire de Valenciennes vit dans la banlieue résidentielle de Francfort depuis plus de 20 ans. À 48 ans, mariée, et mère de deux enfants, elle est responsable marketing dans un grand groupe à Francfort (Allemagne).
Cette polyglotte parlant 8 langues dont 5 couramment est une passionnée des études, de l'informatique et se définit comme une "véritable éponge de culture", toujours prête à apprendre, à découvrir et redécouvrir.
Même s'il s'agit de son premier essai bibliographique, Murielle écrit déjà depuis l'âge de 15 ans des poèmes, des romans qu'elle souhaiterait également publier par la suite. Son livre est traduit en en allemand sous le titre de « verlassen » et elle travaille à sa traduction en espagnol.

Le 8 mai 1977, jour de sa communion, Murielle a 11 ans. Quelques jours plus tard, son père les quitte tous, sa mère et ses trois autres frères et sœur. Pourtant, c'est depuis l'âge de 6 ans qu'elle était témoin involontaire des infidélités et des tromperies de son père. Ce père, tour à tour, elle va le détester, l'aimer, l'ignorer pendant plus de 20 ans pour enfin le rechercher.

À l'école, elle sera rejetée par les professeurs qui ne croient pas en cette enfant "de parents divorcés" et dans la vie et malgré de douloureuses expériences sentimentales, elle ne va pourtant pas se détourner de son but: réussir.

Grâce à ses amis, ses rencontres et ses séjours à l'étranger, elle va se construire une vie différente de celle de ses parents, se réconcilier avec son passé et partir à la recherche d'une histoire paternelle...son histoire paternelle.

Plus qu'un livre autobiographique, ce livre qui traite des thèmes récurrents tels que résilience, abandon, absence de relation père-fille/ mère-fille ou divorce, est un excellent exemple de courage, de refus de la fatalité et un hymne à la vie. Sa vie !

Comme elle le répète tout au long de son livre autobiographique: « *Je suis comme le roseau, je plie mais ne romps pas !* ».

Absent

Lettre ouverte

Lettre ouverte

Pourquoi?
« Ce mot magique riche de conséquences, de questions, d'énigmes, de savoir et de compréhension, ne donne hélas pas toutes les réponses.

Et moi des réponses, je n'en ai pas du moins pour le moment. Alors pourquoi avoir agi de telle sorte ? Je n'en sais rien.

Erreur de jeunesse ? Sûrement. Incapacité de prendre des responsabilités ? Aussi peut-être. Quoi qu'il en soit. Je ne suis pas peu fier de ce que j'ai fait il y a 30 ans et je le paie maintenant .J'ai eu plus d'amour et de compréhension de la part de ceux que j'ai trahi que moi-même je n'en ai trouvé. Ça m'a un peu grandi vis-à-vis de mon âge. Je sais maintenant ce que le mot « aimer son prochain » veut dire.

Aussi comme je l'ai fait pour ta mère, ta sœur et ton frère aîné. Le cadet viendra peut-être plus tard. Je te demande pardon du fond du cœur espérant que je le mérite encore.

Au soir de ma vie ou au seuil du départ, je tiens à te dire que combien je regrette. Je voudrais tant être en repos avec ma conscience. Avec le temps encore, j'y arriverai peut-être et pourrai enfin me regarder dans une glace.

Fini de philosopher. Sache que je suis très fier de mes enfants, de leurs réussites anciennes et futures, en particulier toi, Murielle, l'aînée.

Je n'ai jamais douté que tu es une battante et que tu réussirais dans la vie professionnelle et affective et je te remercie du baume au cœur que ça me fait et en plus des petits enfants superbes et sûrement intelligents. *« Bon sang ne saurait mentir !».* Je suis content que tu aies un mari gentil et aimant. Ce bonheur, tu le mérites bien. Sois toujours zen et heureuse, ne me prends jamais en exemple, ça fait trop mal après. Je t'aime, ma fille et te demande encore pardon. »

Ton père – Le 15.09.2008

<u>Préface</u>

Préface

A qui expliquer ma vie à 48 ans ? Mon mari que j'aime ? Non, justement parce que je l'aime et qu'il a subi mon « spleen » pendant plus de vingt ans.

Mes enfants ? Jamais ! Je les aime trop et ils n'ont pas à être mêlés.

Ma mère ? Non, elle n'a jamais été très psychologue, au contraire, elle a été absente à toutes les étapes de ma vie.

Mon père ? Je l'ai peu connu en fin de compte et il est décédé le 3 janvier 2009. Je me suis un peu efforcée de le revoir et c'est surtout à cause de sa maladie que j'ai pris l'initiative de le revoir quelques jours avant son décès après avoir coupé les ponts avec lui il y a plus de 20 ans. Couper les ponts ? En fait c'est lui qui nous a abandonné, nous, ses 4 enfants et sa femme, ma mère.

Comment, en tant que père, puisse-t-on faire cela et affliger une telle souffrance à quatre petits êtres innocents en pleine croissance qui n'avaient pas demandé cette vie ?

Quatre enfants marqués à vie, quatre enfants qui ont souffert. Mon père : cette blessure à vie !

Cette blessure qui a fait de moi, ce que je suis, avec mes peines mais aussi ma force. A qui confier mon expérience et mes blessures à 48 ans ?

Ma sœur ? Oui, elle est ma confidente, elle est mon amie et je l'aime. On ne se le dit pas souvent mais on le sait toutes deux. Ma sœur, oui j'en suis fière.

C'est aussi une battante ! Elle, elle a totalement vécu sans père, car elle avait deux ans quand il nous a quittés. Deux ans !

Mon frère aîné ? Non, il est au loin et il est très fixé sur sa vie et sur lui-même. Il vit dans son monde et a construit sa vie ailleurs. Mais, il reste mon frère.

Mon frère cadet ? Lui c'est le moins psychologue de nous quatre. Evidemment, il a également souffert de cette absence et c'est pour cette raison qu'il joue les durs en se mettant une carapace de dur au cœur tendre. Au fond, il est très attaché à la famille, aux valeurs et aux traditions.

Des gens externes à la famille ? Oui, j'ai des amies et amis, des connaissances, des collègues et ex-collègues. Mais peut-on se mettre dans la peau de quelqu'un quand on n'a pas connu cette situation ? Peut-on comprendre les difficultés d'un amputé des jambes quand on a ses deux jambes ? Bien évidemment qu'elle pourra courir cette amputée mais les chances ne sont pas les même au départ. Des amis ? Oui, j'en ai de nombreux mais combien d'entre eux comprennent mon histoire ?

Mon amie allemande Petra, ici à Francfort ? Certes elle connait mon histoire et me connait comme une personne forte.

Mon amie française Barbara de Francfort…elle est mon amie, très compréhensive certes mais je ne veux pas l'encombrer avec mon passé lourd. Je l'apprécie beaucoup trop.

Mon amie Sophie en Italie ? Elle a eu une vie très similaire à la mienne.

Dani, la maman du copain de mon fils, oui, elle, sans aucun doute car elle également eu une vie similaire et en a même fait son métier d'aider les gens à se reconstruire et elle sait que depuis longtemps que je travaillais à l'écriture d'un livre et mon rêve se réalise enfin. Elle m'aide beaucoup dans la reconstruction de moi-même.

Mon amie Estelle en France ? Oui, je pourrais lui en parler, elle connait ma vie, mais elle a eu une vie très protégée par une famille très soudée, alors je ne veux pas me confier.

Ma correspondante Montse en Espagne ? Elle connait un peu mon parcours mais pas dans les moindres détails et puis, dû au jonglage linguistique entre l'espagnol et le français, les émotions sont beaucoup moins présentes. De plus, elle a eu une vie très protégée, une famille soudée, ne s'est jamais mariée, n'a jamais fondé de propre famille et vit toujours dans la ville qui l'a vue grandir. Elle est très égocentrique et attachée à sa famille et aux valeurs qui sont les siennes.

Mon ami espagnol, Pere, en Espagne que j'avais perdu de vue pendant plus de vingt ans et que j'ai enfin retrouvé ? Mon ami espagnol, lui il est particulier pour moi ! Il a été avant tout mon correspondant espagnol pendant mes années lycée et mes meilleurs souvenirs.

Il a été le départ de mon premier voyage en Espagne, de ma première rencontre avec ce pays dont je suis tombée amoureuse et il a été le premier garçon pour lequel j'ai éprouvé des sentiments amoureux.

Maintenant nous avons trente ans de plus et il a vécu un long divorce douloureux. Lui qui, fils unique, venait d'une famille très unie, la vie ne l'a pas épargné non plus : une rupture, même après la naissance de leur fille unique, un divorce très long et une longue descente vers le bas.

Mais je reviendrai sur lui, plus tard, car il a été déterminant dans ma vie et ma construction amoureuse.

Mes collègues ? Oui bien sûr, j'en ai de très bons, je me suis parfois confiée et surtout à de très bonnes collègues mais je ne veux pas exposer ma vie. Mais ils savent que j'écris. Une thérapie ? J'aurais dû en faire une. J'ai vu une psychologue trois fois dans toute ma vie.

Cette même psychologue me fit passer des tests de QI m'apprenant que j'étais très intelligente et pleine de potentiel.

Ça veut dire quoi « potentiel », quand on n'a pas le mentor, quand on n'a pas ce tuteur pour vous diriger dans les bons choix ?

Mais comment voit-on sa vie à 11 ans, quand votre père vient d'abandonner votre mère. Quand celle-ci pleure le soir et est dépressive?

Comment voit-on sa vie, quand son enfance est marquée par la violence psychologique des problèmes ?

Comment envisage-t-on l'avenir sereinement quand le passé est semé de barrières ?

J'ai été prise en charge à l'époque par une psychologue parce que je tremblais des mains pendant les cours de travail manuel. Ma prof de travail manuel s'était même plainte auprès de ma mère disant que j'étais une fille très agitée et insupportable sans savoir qu'en fait je souffrais.

Mais fin des années 1970, on ne parlait pas de divorce et surtout pas de consentement mutuel. On parlait encore du divorce pour faute.

A l'école, surtout au collège j'étais mal et j'étais rejetée par la majorité des filles de ma classe, pis encore par certains profs.

Voilà mon histoire : elle est douloureuse, très douloureuse, mais elle est formatrice de la vie mais aussi tellement enrichissante.

Avec le recul, cette vie m'a fait pleurer souvent, m'a fait perdre confiance en moi, à la recherche d'une histoire, de mon histoire.

Je me définis comme le roseau : « *Je plie mais ne romps pas* » et je suis forte.

Je n'ai donné pratiquement aucun nom à tous ces personnages qui ont traversés ma vie, toutes ces personnes qui m'ont côtoyée.

Seuls mes amis portent un nom parce qu'ils me sont chers et parce qu'ils ont été la force de me battre. Pour autant, tous ces personnages je les fais vivre à partir de mon livre et je n'ai souvent pas besoin de les citer car ces personnes font partie de mon histoire et je les remercie de les avoir rencontrées.

Ma famille, je ne la nomme pas par respect et celle qui était au centre de cette psycho-tragédie, elle s'appelle « *Elle* » et « *Lui* ».

« *Lui* » il est tantôt, mon père, papa, mon paternel ou mon géniteur.

Je suis contente d'avoir eu la vie que j'ai car c'est elle qui a fait de moi, cette personne forte que je suis. C'est cette même vie qui m'a formée et appris à lutter.

Finalement, je suis satisfaite de mon passé surtout parce que l'apprentissage de la vie passe par l'enfance et comme cette enfance a été très violente, j'apprécie tous les instants de ma vie présente.

Merci de m'avoir donné ce passé riche et merci à Dani de m'aider à me réconcilier avec lui.

Absent

1965

L'année de ma naissance

J e suis née le 18 septembre 1965 dans le Nord de la France. Je suis la cadette d'une fratrie de quatre enfants. Mon frère aîné est né en 1963, mon plus jeune frère en 1968 et ma sœur en 1974.

Maman est issue d'un milieu polonais et papa d'un milieu dans lequel le père se disait « ouvrier bourgeois raté » : ouvrier, car il a grandi dans une famille ouvrière, raté, car il a travaillé comme soudeur tout en étant architecte de formation, ce qui à l'époque était exceptionnel. Mon grand-père paternel, Pépé n'avait pas connu son père, mort sous les drapeaux en 1914. Ma grand-mère paternelle, Mamie venait d'un milieu de divorcés, ce qui à l'époque était plus qu'exceptionnel, elle n'avait pas connu son père. Mamie avait été cuisinière et avait travaillé, comme elle le disait, dans de « bonnes maisons ». Ma grand-mère maternelle polonaise, Mémé, n'avait pas connu son père non plus, décédé alors qu'elle n'avait que deux ans.

Cette différence culturelle est très importante car c'est justement cette « différence » qui a conditionné notre manière d'être. Mes grands-parents maternels polonais avaient travaillé à la mine et souhaité pour leurs enfants de rester dans le milieu ouvrier dans lequel ils avaient grandi.

Je n'ai pas vraiment de souvenirs très positifs de mes grands-parents paternels car ils étaient en éternel conflit avec ma grand-mère maternelle, Mémé, qui vivait quelques rues plus loin. Et puis, eux, nous avions du sang polonais dans nos veines, comme ils le disaient. Ces grands-parents paternels n'avaient jamais non plus apprécié ma mère, bien au contraire, ils s'étaient opposés au mariage de mes parents.

Ainsi quand nous nous rendions chez les grands-parents, il fallait toujours veiller à se rendre chez les autres grands-parents pour ne pas froisser les sensibilités respectives.

Ma grand-mère maternelle était veuve depuis 1966, année de décès de mon grand-père, mort d'une jaunisse, communément appelée l'hépatite virale.

Mon grand-père maternel, tout comme ma grand-mère Mémé, était arrivé en France très jeune. Il y avait rencontré ma grand-mère et s'était marié en 1923. Ma grand-mère avait alors 19 ans.

Je n'ai pas de souvenirs de mon grand-père polonais, sinon qu'il était parait-il très autoritaire et froid. J'ai par contre de nombreux souvenirs de ma grand-mère décédée en 2005, simplement parce que je l'ai connue et que nous avons partagé une grande partie de nos souvenirs, d'ailleurs pas toujours les meilleurs. Mais j'y reviendrai plus tard.

L'héritage parental est à ce niveau très important, surtout concernant ma grand-mère. Elle pouvait être très câline mais aussi très autoritaire. Orpheline, elle avait beaucoup souffert de ce manque parental. Son père est décédé alors qu'elle n'avait que 2 ans et 9 ans pour sa mère. C'est donc avec sa sœur aînée qui l'avait recueillie, qu'elle était venue en France et vécu chez elle jusqu'à son mariage en avec mon grand-père maternel en 1923.

Elle et mon grand-père avaient eu trois enfants deux garçons et notre mère. Ma grand-mère avait toujours eu une nette préférence pour les enfants issus de ses deux fils. D'abord parce qu'elle aimait beaucoup ses belles-filles et par conséquent les petits enfants. Ma mère avait épousé un « vrai » français, mon père, issu d'un milieu socio-culturel différent, et surtout d'un milieu français. Elle n'a d'ailleurs validé ce mariage et détesté mon père.

Quand mes cousins et cousines venaient rendre visite à Mémé, on déroulait presque le tapis rouge, je me souviens que quand ils franchissaient la porte, ma grand-mère se jetait presque sur eux et les couvrait de câlins. Ils étaient les enfants de ses fils et ses deux fils, elle les a adorés.

Elle était par contre très dure avec maman et ne montrait jamais la même ardeur quand nous venions.

C'était exactement la même situation chez mes autres grands-parents vis-à-vis de mes cousins. Je me souviens de la période de Noël où nous étions venus souhaiter la bonne année à nos grands-parents paternels, Pépé et Mamie. Mes cousins avaient eu leur cadeau. Une chaine Hi-

Fi à l'époque! Dans les années 1970, c'était un vrai luxe.

Et je me souviens de nos cadeaux à nous : mon frère aîné avait eu un pull marron clair à lignes rouges et pour mon plus jeune frère le même pull en marron foncé.

Moi, j'avais eu une paire de chaussettes couleur kaki. Je me souviens de ces chaussettes rugueuses qui grattaient.

Toutefois et avant 1972, je garde en mémoire de ma vie, ces moments privilégiés avec mes frères, de l'arrivée de mon plus jeune frère à la maison, de la première descente à vélo de mon frère aîné qui se finit sur un trottoir et à l'hôpital avec des points de sutures sur l'arcade sourcilière.

Je me souviens des souris que nous avions dans l'appartement et que nous tuions avec des « tintin et Milou », car la couverture était suffisamment épaisse.

Également de nos courses en grande surface et des premières grosses plaques de chocolat-noisettes que nous achetions le samedi soir.

Et puis, il y a ces superbes moments à l'école maternelle puis primaire du coin où j'y avais des camarades sympathiques.

J'ai de nombreux souvenirs gais de ma scolarité, d'avoir été une élève très brillante qui collectionnait de nombreux

« bon points » attestant de mon caractère appliqué et calme. À l'époque, j'étais parait-il tout de même très bavarde.

Je me souviens d'un après-midi où ma mère qui était en train de me coiffer dans la salle de bain et sans doute sous l'effet de la pression, m'avait dit qu'elle allait m'acheter « un balluchon » et que j'allais quitter la maison. Elle avait préparé le drap, le manche à balais et mis les vêtements à l'intérieur.

Maman était sans doute fatiguée ce jour-là et même si elle ne le pensait pas, à l'époque, j'avais été très choquée par ce qu'elle m'avait dit dans son emportement. Où allais-je aller ? Où allais-je dormir ?

Je me souviens de l'accident de mon plus jeune frère qui s'était blessé sérieusement à la main et de maman qui nous avait embarqués tous les trois un après-midi à la recherche d'un médecin qui recoudrait la plaie de mon frère.

Mais je me souviens surtout de ce vide et cette absence de père, ces longues soirées où, accoudée à la fenêtre, j'attendais avec maman que mon père rentre du travail. Et il rentrait tard. Souvent il prétextait une panne de moteur ou une panne d'essence. Il avait une fois même prétendu avoir eu une panne d'essence et avoir dû pousser la voiture avec son épaule pour rentrer à la maison. Et maman qui le croyait….

Je me rappelle vaguement de nos vacances en famille en Normandie. Mon père était-il présent à cette époque, je n'en sais rien, je ne sais plus ? Aux dires de ma mère, il passait en vacances ses journées à jouer à la pétanque avec les autres vacanciers et maman restait ses journées avec nous à la plage.

J'ai également le souvenir d'un père qui mettait mon frère aîné devant la télévision en lui disant « Allez, instruis-toi et apprends, pour toi, Murielle, ce n'est pas important, tu n'es qu'une fille !, tu n'as pas à apprendre, tu épouseras un homme riche». Et puis, il y a aussi ce jeune voisin qui m'a transmis la phobie des araignées en les écrasant avec son vélo.

Le seul souvenir qui me reste est celui d'un paternel, grand amateur de musique classique, écoutant Beethoven le dimanche matin et un pique-nique en famille dans le bois, en compagnie de notre voisin et de notre chien dalmatien, Jupiter.

Ai-je volontairement oublié les bons souvenirs de ma jeune enfance avec mon père ? Aux dires de ma mère, il ne peut pas y en avoir car mon paternel était à partir du début de ma vie complètement absent. Pourtant c'est justement, l'arrivée chez nous de cette jeune fille qui va changer notre vie et bouleverser notre destin.

Absent

<u>1972</u>

« Elle » arrive

C'était un après-midi après l'école. C'était le printemps. «Elle » avait 17 ans à l'époque et mon père l'avait ramenée à la maison, pour qu' « Elle » puisse décharger maman de beaucoup de travail mais surtout parce qu'« Elle » était, paraît-il, très malheureuse chez « Elle », « Elle » avait été longtemps battue par sa mère. Mon père travaillait à l'époque pour une compagnie d'assurances. Il y était rentré grâce à son frère qui lui avait dit qu'on pouvait « gagner beaucoup d'argent et qu'il serait bientôt aussi suffisamment riche ». Maman venait de reprendre le travail, après avoir été obligée d'arrêter son activité professionnelle plusieurs années car à l'époque, il fallait encore demander l'autorisation au mari de pouvoir laisser travailler son épouse et avec trois enfants à la maison, elle ne pouvait pas travailler dans le milieu hospitalier en tant que femme mariée et mère de famille.

Je me souviens du jour où « Elle » est arrivée à la maison, elle avait un pull rouge terre cuite, un long gilet vert d'eau et une mini-jupe, extra courte et elle paraissait au premier abord très timide.

Avec sa chevelure noire et ses yeux verts, « Elle » était très impressionnante. J'ai tout de suite vu en « Elle », non pas une baby-sitter mais la grande sœur que je n'avais pas.

Même si « Elle » devait s'occuper de nous, trois à l'époque (mon frère aîné 9 ans, moi 7 et mon plus jeune frère 4), nous nous sommes vite très attachés à cette fille qui s'est très vite révélée de caractère très fort et dominant.

Maman avait au départ l'air d'être contente de l'avoir à la maison, tout au moins d'avoir une aide à domicile mais s'est vite mise à la craindre. « Elle » pouvait passer en quelques minutes du rire aux larmes, de la gentillesse à la méchanceté et n'hésitait pas à taper ou faire un esclandre. « Elle » s'est très vite révélée possessive et jalouse, au point même d'essayer de détruire maman et le

couple qu'elle formait en apparence avec
Papa.

Papa et Maman avaient à l'époque tous
les deux 32 ans. Ce que Maman était loin
d'imaginer c'est qu' «Elle » était sa
maîtresse depuis plus d'un an et qu'il
l'avait ramenée à la maison pour l'avoir à
disposition. Ainsi pendant que maman se
rendait au travail et que nous étions à
l'école, mon père et « Elle » continuaient
à entretenir sans vergogne leur relation.
Mais « Elle » n'était pas la seule
maîtresse de mon paternel, et dû au fait
qu'il travaillait justement dans les
assurances, il était devenu un
vrai prédateur à la recherche de nouvelles
conquêtes. Et il en avait de nombreuses. Il
s'en est beaucoup vanté, tout comme il a
beaucoup fait souffrir autour de lui.
Il fréquentait également des collègues très
peu sérieux qui l'ont vite entraîné dans
une mauvaise direction et il a très vite pris
de mauvaises habitudes dont celle de se
saouler régulièrement.

Comme il travaillait dans ce secteur des
assurances, il avait des horaires très
souples et il pouvait quitter la maison
tard, et parce qu'il démarchait les clients,
il lui arrivait souvent de rentrer très tard le

soir et c'est encore parce qu'il fêtait les contrats qu'il rentrait parfois ivre. Mais c'était surtout parce qu'il entretenait des liaisons extra-conjugales, en dehors même de sa relation avec « Elle ».

Par contre, petit à petit et comme maman était fatiguée après de longues journées de travail et comme notre père n'était jamais présent, nous nous attachions beaucoup à cette femme, que nous considérions comme une grande sœur. « Elle » nous lisait des histoires ou nous en racontait souvent quand « Elle » nous mettait au lit. Moi, qui était coincée entre un grand frère et un plus jeune frère, j'étais contente d'avoir une grande sœur, qui n'avait que 11 ans d'écart et m'apparaissait comme une grande copine. Ainsi, j'étais très fière de parler d'« Elle » à l'école primaire et j'étais contente qu'« Elle » vienne m'accompagner à l'école. Petit à petit, elle a pris de plus en plus d'importance dans le couple de mes parents. « Elle » enfilait même les vêtements de maman. Bien des années plus tard, j'appris même qu'« Elle » avait, par jalousie, jeté la bague de fiançailles de maman dans le vide-ordures, par pure jalousie.

C'est aussi, bien plus tard, que maman me dit qu'elle avait toujours eu peur d'« Elle » surtout à cause de ses accès de jalousie et de ses nombreuses crises de violences imprévisibles.

Petite fille, j'y ai souvent assisté entre eux trois, dont une mémorable qui m'a marquée jusqu'à maintenant.

Une des scènes les plus dramatiques dont je me souvienne est celle d'une bagarre entre mon père, ma mère et « Elle » dans la voiture.

Nous étions, les trois enfants sur la banquette arrière non attachés, ce qui en 1972 était tout à fait normal. Nous venons de quitter un repas chez nos grands-parents paternels.

Quels motifs avait déclenché cette dispute ? Je ne le sais plus, mais je la revois se jeter allègrement sur mon père pour le griffer sur le nez et ma mère dans le cou.

Mon père avait mis la voiture à l'arrêt afin de se protéger de ses attaques.

Je me souviens de mon père qui souffrait des griffes de cette tigresse et qu'il gémissait dans la voiture, de son nez ensanglanté et du cou de maman couvert de sang. A partir de ce jour, tout n'a plus été pareil pour tout le monde, surtout plus pour mon frère aîné qui à partir de ce jour a mis beaucoup de distances vis-à-vis d'« Elle ».

Pourtant, les mois passant, « Elle » avait trouvé le moyen de regagner ma confiance et celle de mon plus jeune frère. Comme maman était absente autant physiquement par un travail qui la prenait beaucoup, que moralement car elle prenait beaucoup de distances vis-à-vis d'« Elle », moi je me rapprochais au contraire de cette femme, car quand je me confiais, elle m'écoutait. C'est « Elle » qui m'habillait, me coiffait, et m'abîmait même les doigts en me perçant les envies que j'y avais tant je me rongeais les ongles.

C'est aussi « Elle », qui a développé chez moi, cette peur panique des araignées car elle-même en avait peur. Pourtant c'est en « Elle » que je trouvais la personne qui m'écoutait quand je rentrais de l'école.

Maman était très absente pour ne pas dire carrément effacée.
Maman travaillait à l'hôpital et rentrait également tard. Comme mon père travaillait pour un gros groupe en tant qu'indépendant il se sentait dans ce métier fort à l'aise car il faisait de nombreuses rencontres féminines et comme il était un gros coureur de jupons, comme il aimait le dire, il était dans son élément. Dès son

plus jeune âge, il aimait la gente féminine. Il s'est marié avec ma mère sans doute par amour, mais surtout pour échapper à la pression de sa famille.

Il m'a souvent raconté qu'il avait très vite trompé ma mère.

Mon père m'avait souvent raconté n'avoir pas été le préféré de mes grands-parents. Il avait lui-même beaucoup souffert de la préférence de sa mère pour son plus jeune frère.

Mon père avait en outre fait la guerre d'Algérie de 1958 à 1962 et ce traumatisme de la guerre lui était resté. Il a passé plus de deux ans en Algérie et assisté à des massacres, viols et toute autre atrocité de la guerre. C'est sans doute ce traumatisme d'une guerre meurtrière qui l'avait marqué. Il aurait sans doute dû faire une thérapie. La guerre fait de tels ravages et ma mère n'était pas quelqu'un de très fort. Elle aurait sans doute dû s'imposer davantage vis-à-vis de mon père et essayé de l'aider, mais qui peut lui en vouloir ? Elle l'aimait, voilà tout. Il avait été son premier copain et l'amour de sa vie.

Absent

<u>1973</u>

Le déménagement

près avoir vécu avec nous pendant un an, papa et maman ont décidé de déménager dans une ville voisine sans « Elle ». Nous avions quitté l'appartement pour partir vivre en maison.

C'était une très jolie maison, une maison des années 30 comme elles existent dans le nord de la France.

Il y avait deux grandes chambres à l'étage, un salon, une salle à manger, une grande cuisine, une véranda et un énorme jardin.

C'est dans ce jardin que nous passions tout notre temps en été. Il faisait bon y aller, surtout que notre père y avait planté de nombreuses plantes et fleurs. J'avais mon petit lopin de terre dans lequel j'y cultivais de jolies pensées et des haricots verts.

En face de la maison, il y avait un grand parc, dans lequel nous allions, mes frères et moi, jouant à imiter les personnages des séries télévisées de l'époque dont « Les champions », j'étais l'actrice principale de la série de l'époque « Sharon » ou une des héros de « Au cœur du temps » transportés dans le « Chronogyre », sorte de tunnel du temps qui nous emportait dans des époques toujours très différentes. Je me retrouvais à l'époque des chevaliers et j'étais la princesse « Sally » dont « Toni Newman » était tombé amoureux.

Maman travaillait de plus en plus le soir, elle n'était jamais présente et je passais mon temps libre (le mercredi souvent) avec des copines de classe qui habitaient à l'extérieur.

« Elle » n'était pas venue emménager chez nous. « Elle » avait trouvé une petite maison à l'extérieur de la ville. Sa maisonnette était triste, vieille et les pièces centrales de la maison ne laissaient guère passer la lumière. Cette maison dégageait une telle tristesse que je m'y sentais mal en y entrant.

Il n'y avait aucune âme dans ce logement. Je partais pourtant régulièrement lui rendre visite avec mon père. Et je ne comprenais pas pourquoi « Elle » ne vivait plus avec nous.

En fait cette maison servait de refuge à mon père afin qu'il puisse la retrouver. Ça évidemment, je ne le savais pas.

De nombreux évènements se sont produits cette année surtout de graves problèmes financiers.

Mon père ne rapportait plus de nombreux contrats. Il avait apposé une plaque d'agent d'assurances sur la porte de l'entrée en espérant gagner une clientèle. Les propriétaires de la maison lui avaient immédiatement sommé de la retirer tout de suite, pour non-respect des règles de bail. Cela l'avait profondément choqué et vexé.

Il n'avait de contrat fixe mais travaillait à la commission et il y avait peu d'argent à la maison. Nous avions tout de même fait l'achat d'une salle à manger avec les 6 chaises, un buffet et un plus grand buffet avec vitre.

Un soir, alors que nous étions tous réunis dans la grande cuisine, la société de meubles qui nous avait livrés quelques mois plus tôt, se pointa et deux gros déménageurs se présentèrent pour venir démonter les meubles.

Mon père et ma mère étaient occupés à regarder les hommes s'affairer au démontage de meubles, moi j'étais tétanisée de voir nos meubles être chargés dans le camion.

Mon frère aîné quant à lui partit s'enfermer dans la salle de bain pour pleurer. Mais ce n'est ni maman ni mon père qui se rendirent dans la salle de bain pour le consoler mais ma grand-mère paternelle en visite ce jour –là chez nous.

C'était un véritable coup dur pour nous. C'est surtout très traumatisant, ce qui avec le recul me choque, c'est que ni maman, ni mon paternel n'avaient essayé de nous expliquer la situation ou même tenté de nous rassurer sur cet incident.

Les problèmes financiers du couple de maman et papa ne se sont malheureusement pas réglés avec le temps. Il nous arrivait souvent de ne pas manger à notre fin. Je me souviens que c'est à cette période que nous avions des plateaux repas offerts par la ville. Quand nous recevions notre brioche de noël et des pulls de la part de la mairie, nous étions contents et parmi les seuls de notre classe à les recevoir. Pourtant cela voulait bien dire que nous étions pauvres et nécessiteux.

L'année 1973 fut une année difficile parce qu'elle coïncide avec une nouvelle fausse couche de maman. La fatigue l'avait usée et la situation financière avait empiré avec la naissance en 1974 pourtant du plus beau cadeau de mon enfance : la naissance de ma petite sœur.

Absent

<u>1974</u>

La naissance de ma sœur

près les deux dernières fausses couches qu'elle avait faites, maman avait décidé de se reposer un peu… et pourtant, c'est quelques semaines après qu'elle apprenait qu'elle attendait un enfant pour début novembre 1974.

Entre temps, nous avions également appris, qu'« Elle » était également enceinte pour septembre 1974. Depuis quelques semaines, « Elle » fréquentait parait-il un jeune homme de son âge et avait commencé à travailler dans une clinique où elle était affectée aux cuisines de l'hôpital.
« Elle » avait emménagé dans une petite chambre de bonne et il semblait qu'« Elle » sortait un peu de notre vie. Du moins, c'est ce que maman croyait. On la

voyait en tout cas de moins en moins, sauf quand « Elle » était également fatiguée par sa grossesse et qu'« Elle » se réfugiait chez nous dans ses moments de solitude.

Quelque temps après « Elle » nous avait également dit qu'« Elle » ne fréquentait plus son copain et qu'« Elle » pensait élever son bébé seul.

En 1974, ce n'était pas encore très courant et « Elle » a très vite été taxée de « fille-mère », terme courant à cette époque. A cette période, lorsque ses grands-parents étaient venus lui rendre visite en espérant la ramener chez eux même dans son état, « Elle » avait refusé.

A cette même époque, « Elle » avait demandé à mon paternel de choisir entre « Elle » et maman, et il lui avait simplement répondu que si « Elle » continuait à se plaindre, il la renverrait vivre chez sa mère.

Au contraire même, il lui avait même suggéré de « coucher » avec un de ses collègues, un fameux Edouard, très répugnant au demeurant, afin qu'il reconnaisse cet enfant qu'« elle » portait. Ce collègue était amoureux d' « Elle » mais jamais « Elle » ne répondit à ses avances et continua d'entretenir sa relation avec notre père. Maman de son côté pleurait beaucoup, d'autant plus que mon père refusait de croire que l'enfant que maman portait était de lui, prêtant à maman des propos honteux de tromperies, intolérable surtout devant une femme enceinte.

J'ai vu le ventre de maman s'arrondir et je souhaitais que ce soit une fille.

Maman accoucha à 34 ans d'une petite fille. « Elle » accoucha deux mois plus tôt à 20 ans d'un petit garçon.

Quand je la voyais, « Elle » avec son ventre rond et pas de mari à ses côtés, je me demandais toujours qui était le papa de son bébé. Elle ne fréquentait personne, n'avait pas de copain attitré et travaillait toute la journée.

« Elle » avait, par contre, passé ses derniers mois de grossesse souvent chez nous.

Papa était rarement à la maison, occupé par ses relations extra –conjugales, nous étions donc souvent seuls avec maman et notre mère devait tout gérer.

L'arrivée de ma sœur dans notre foyer a été un des moments les plus magiques.

Je la revois arriver dans les bras de maman et je me souviens l'avoir prise immédiatement dans les bras. Je me suis allongée sur le canapé en tissu du salon et je l'ai serrée très fort dans les bras et je me suis endormie auprès d'elle Elle était si jolie, elle était fraiche, toute rose et sentait bon. Je me souviens également m'être endormie dans mon lit une autre fois avec elle. Elle avait même roulé sous le lit et c'est son petit cri qui m'avait sortie de mon sommeil.

Je m'occupais beaucoup d'elle, je la langeais, donnais le biberon. Je la sortais toute fière en poussette. Elle était mon bébé et était vraiment magnifique.

Papa n'était jamais là et quand il rentrait le soir, c'était pour s'alcooliser de nouveau.

Je me souviens d'un soir où il avait beaucoup bu et que sur le bord de la table, il s'était mis à pleurer et avait avancé ses lèvres vers nous pour nous donner un baiser.

Je me souviens avoir été dégoûtée par ce comportement repoussant et surtout choquant, d'autant plus que jamais il ne nous faisait de câlins. Il ne nous a jamais tapés ou rarement, je le sais, mais il nous a toujours ignorés. C'est simple, il était froid, distant, absent ou ivre.

Par contre, comme il ne voulait pas que mon frère aîné soit aussi « raté que lui », comme il disait, il l'abrutissait de livres et l'avait installé très tôt devant la télé pour presque le forcer à suivre des documentaires. Il lui avait également payé toute la collection des Jules Verne, afin qu'il lise.

Je me souviens de toute cette collection de « Jules Verne » placée sur la cheminée.

De moi, il me disait que « comme j'étais une fille, ce n'était pas aussi important que je réussisse » et encore moins que je me marie par amour, l'important était que je me trouve un bon mari qui ait de l'argent.

De son côté et depuis la naissance de son gamin, « Elle » avait presque disparu de notre vie, enfin tout au moins les premiers mois.

Absent

1975

L'argent

A vec l'arrivée de ma sœur, donc d'un autre membre de la famille, l'argent vint à manquer. Mon père ne gagnait pas suffisamment sa vie pour nous élever et maman travaillant dans la fonction publique en tant qu'aide-soignante n'avait pas un salaire très élevé. C'est très souvent qu'elle ramenait le reste des plateaux de ses malades et qu'on les terminait à la maison. Ça pourrait être des madeleines, des petites compotes ou des petits beurres, ainsi nous avions des desserts gratuits à la maison. A l'école nous avions le droit à des cadeaux de Noël, offerts par la ville et à des chaussettes.

Au départ, nous allions à la cantine, ce qui nous permettait d'avoir des repas chauds mais au bout de quelques mois, l'école nous avait désinscrits car les factures n'étaient pas payées régulièrement. Nous rentrions tous les midis et mettions plus d'une trentaine de minutes pour rentrer à pied.

Maman était de plus en plus fatiguée et c'est quelques jours après une longue dispute entre maman et mon père que nous en apprîmes la cause. Maman était à nouveau enceinte! Maman se fit avorter quelques semaines plus tard, l'avortement étant devenu entre-temps légal.

Elle était partie à l'hôpital mais n'avait pas à l'époque été hospitalisée. Je me souviens d'un dimanche où elle avait été alitée toute la journée avec une forte température. Comme ce jour-là, « Elle » se trouvait là, c'est « Elle » qui s'occupa d'elle. Maman était trop faible pour se lever et mon père était parti se balader. Maman avait été allongée dans le salon.

Quelques semaines plus tard, elle se fit stériliser. A l'école tout allait très bien pour moi, j'étais très bonne élève et participait beaucoup en classe. J'étais parait-il, très bavarde et c'est d'ailleurs la raison pour laquelle j'avais été séparée de ma copine de classe. J'ai de très bons souvenirs de cette école « Rue des martyrs ». C'était une vieille école mais j'y avais de nombreuses camarades. Normalement, j'étais toujours parmi les meilleures de ma classe. Je me souviens de cette dernière année d'école primaire où j'avais terminé à la seconde place. Je me réjouissais déjà à l'idée de rentrer en classe de sixième et de suivre le parcours de mon frère aîné qui était un modèle. J'allais commencer à apprendre l'anglais. J'ai de bons souvenirs également de ma directrice d'école primaire qui était ma maitresse de CM2. Elle m'appréciait beaucoup. L'année 1975, c'est également l'année où j'ai préparé la communion privée et où je passais mes après-midis au « Fripounet », activité religieuse du mercredi où nous chantions, faisions du théâtre et de la poterie.

De bons moments d'éloignements, loin des fracas financiers et de la famille en somme.

Absent

<u>1976</u>

L'accident

Je me souviens de ce jour comme si cela s'était passé hier. C'était un dimanche et Maman était en train de nettoyer le sol de la cuisine et de passer la raclette. Mes deux frères étaient en train de jouer ensemble dans le salon et je m'occupais de ma petite sœur. « Elle » était venue nous rendre visite avec son gamin.

Cet été-la, il faisait une chaleur torride. Mon père avait décidé de faire un barbecue et les températures avoisinaient 40°C. Mon paternel avait mis du charbon de bois dans le barbecue et arrosé le tout d'alcool à brûler. Il y avait un petit vent léger et « Elle » agitait un ramasse-poussière afin d'aviver la flamme. Soudain et à cause de la brise, le feu prit d'un seul coup et le retour de flamme se dirigea sur mon père. Son mollet pris feu immédiatement. Il hurla de douleur et se précipita vers la salle de bain qui se trouvait à côté de la cuisine. Je revois encore mon père en T-shirt rouge et en short, se dirigeant avec sa jambe en feu sur son mollet poilu vers la salle de bains. « Elle » le suivit immédiatement pour l'aider à attraper le bras-douche. Maman était encore en train de terminer à laver le sol et ne réagissant pas immédiatement, c'est « Elle » qui prit l'initiative de lui mouiller le mollet avec le bras douche. Sa jambe était brûlée à vif et il gémissait de douleur. Il essaya de se calmer, sachant que nous étions en plein été et qu'une brûlure est extrêmement douloureuse. Après quelques instants, Papa décida d'aller se conduire à l'hôpital. « Elle » n'avait pas le permis. Maman non plus. A l'époque nous n'avions pas le téléphone, et c'est donc papa qui prit son Opel Taunus break aux sièges simili-cuirs pour se conduire lui-même rendre à l'hôpital. Ce n'est pas maman qui l'a accompagné à l'hôpital mais encore « Elle ». Le soir et après lui avoir rendu visite un peu plus tard dans la soirée, maman nous apprenait que papa était brulé au troisième degré aux jambes et sur une partie de l'abdomen et de ce fait qu'il resterait plusieurs semaines voire mois à l'hôpital. Cette année 1976, non seulement d'avoir été la plus chaude avec une véritable canicule, elle fut également le début d'un changement radical de toute notre enfance.

Nous allions rendre visite à notre père, hospitalisé en service « traumatologie » de l'hôpital dans lequel travaillait maman. C'est à cette période de la rentrée des classes qu'il est rentré de l'hôpital. A cause de sa longue période de convalescence, mon père avait perdu son poste d'assureur et comme il n'avait jamais travaillé suffisamment, il n'eut jamais eu le droit à des prestations chômage. Enfin, tout au moins, il ne s'y est jamais inscrit par fierté mal placée. A l'époque, être au chômage était très dévalorisant, d'autant plus que les demandeurs d'emploi étaient très rares. C'est à partir de ce moment que maman s'est mise à financer exclusivement notre vie, avec son petit salaire d'aide-soignante, quatre enfants à charge et un mari qui commençait à se conforter dans cette vie à ne rien faire. Il n'a plus jamais repris d'activité professionnelle et c'est d'ailleurs la dernière fois que je le vis travailler tout court.

Financièrement c'était très difficile pour nous tous. Les années précédentes avaient déjà été très éprouvantes et ces années s'annonçaient moroses. Pourtant de temps en temps, c'est « Elle » qui nous ramenait des restes de viande de la clinique dans laquelle « Elle » travaillait. Avec le recul, « Elle » a vraiment pris beaucoup de risques à « rapporter» des aliments qui n'avaient pas été mangés par les malades. C'était les jours heureux où nous mangions de la viande.

Fin 1976, nous nous installâmes dans une nouvelle maison, car nous devions quitter la maison qui allait être occupée par la famille du propriétaire. Malheureusement d'ailleurs, car nous aimions beaucoup cette maison pour son côté spacieux et surtout son grand jardin plein de fleurs. La nouvelle maison où nous nous étions installés n'était pas une jolie maison et nous étions bien éloignés de Valenciennes et le transport pour le collège était souvent problématique. Il arrivait même que papa oublie de venir nous chercher. Nous rentrions alors à pied et mettions plus d'une heure. Fin 1976, « Elle » quitta la chambre qu'elle louait à Valenciennes pour s'installer elle et son fils dans un studio. Il s'agissait en fait d'une pièce centrale partagée par un rideau dans un quartier assez mal fréquenté. La pièce principale de l'appartement faisait office de salon, salle à manger et chambre. Déjà l'appartement n'était pas de grand standing, les toilettes étaient sales, tout comme les cages d'escalier.

J'allais parfois lui rendre visite. En fait c'est mon père qui m'embarquait chez « Elle ». Je parlais de tout et de rien avec « Elle » ou je regardais la télévision. Souvent « Elle » me demandait de sortir à l'extérieur prétextant qu'« Elle » devait s'entretenir avec mon père. J'avais onze ans et que comprend-on à onze ans ? Je vais l'apprendre en 1977 à mes dépens.

20 années en quête d'une histoire paternelle

Absent

<u>Mai 1977</u>

Absent

Ma communion

J e préparais en mai 1977 ma communion solennelle et je me réjouissais à l'idée de pouvoir porter l'aube à l'église. Papa avait prévu un restaurant pour le lundi de la communion et pour le dimanche, il avait été convenu que nous irions manger dans un « Flunch » aux abords de la ville.

La communion a traditionnellement lieu sur deux jours. Le dimanche on fête généralement en famille large et le lundi en cercle restreint.

Pour nous c'était un peu plus compliqué car ma grand-mère maternelle et mes grands-parents paternels ne se fréquentaient pas. Donc ma grand-mère maternelle avait été invitée le dimanche et mes grands-parents paternels le lundi.

Le dimanche, c'est donc avec mes frères, mes parents et ma grand-mère maternelle,

Mémé, que nous sommes partis fêter, dans un « Flunch ». Nous sommes partis juste après la messe vers 12.00, avons mangé, pris une glace en dessert et sommes partis chez ma grand-mère boire un café. Après le café, mon père prétextant qu'il était fatigué, partit s'allonger sur le lit de Mémé afin d'y faire une petite sieste. C'est vers 16.00 que nous rentrâmes à la maison.

Le lundi matin, nous nous rendîmes après l'église à Jeanlain, petit village aux alentours de Valenciennes. Mes parents y avaient réservé un restaurant. Toute la famille était réunie, Edouard, ami de la famille était également présent. Cet ami de la famille n'était pas très méchant mais faisait peur avec son œil gauche qui n'avait jamais opéré et qui sortait de son orbite. Edouard avait pourtant un cœur d'or et était attiré par « Elle ». « Elle »., n'était pas présente ce jour-là, mes grands-parents paternels, par contre eux, si. Je me souviens avoir mangé pour la première fois de la « caille aux cerises » et pour la dernière fois aussi. Je me souviens aussi de la tête de mes grands-parents qui se détestaient mutuellement et qui se sentaient obligés de venir. En fait, j'ai peu de souvenirs positifs tout court à leur égard. D'un côté nous étions des « sales polonais » mieux encore « La Pologne » comme disait mon grand-père paternel et de l'autre côté des « sales français ». Le plus dramatique dans l'histoire c'est que justement l'histoire se répétait, mes parents s'étaient mariés en deux fois : le dimanche avec ma mère et sa famille, le lendemain, mon père et sa famille. Et même le jour de ma communion, aucun des deux n'a fait une trêve.

Mais j'étais loin de m'imaginer que des évènements encore plus tristes se préparaient. Ce qui était surprenant est que depuis quelques jours, mon paternel non plus n'était du tout présent. Il avait raconté qu'il était très fatigué parce qu'il s'était mis à travailler la nuit et que c'est pour cette raison qu'il avait déjà embarqué une partie de ses costumes pour pouvoir s'habiller, disait-il, sur place et donc qu'une partie de l'armoire de la chambre à coucher était vide. Comme il travaillait, c'est donc sans lui, que nous avons passé quelques vacances en 1977 sur les plages du Nord de la France.

Maman avait loué un appartement pour nous six, c'est-à-dire les quatre enfants, et maman et mamie, notre grand-mère paternelle. A l'époque, les premiers signes de la maladie d'Alzheimer de mamie étaient notables. Papa était venu nous conduire et comme il avait soit disant trouvé un nouveau travail, il ne lui était pas possible de rester avec nous.

Mamie était donc venue passer les vacances pour aider maman. C'est d'ailleurs pendant ces vacances qu'arrivaient chez moi les premiers signes de l'adolescence. Je voyais mon corps changer et je me souviens que quand ma mère m'a dit : *« tu grandis et deviens une jeune fille ! »* je me suis mise à pleurer et à dire *« non, je ne veux pas devenir grande ! »*. Nous avons passé deux semaines et ces deux semaines furent très tristes. Je me souviens des disputes entre mamie et maman. Et surtout, je me souviens des éloges de ma grand-mère à l'égard de mon père. Et je me souviens encore et surtout de la réaction de maman justement à l'égard de ces éloges, devant nous et pour la première fois. Maman ne disait jamais de mal de notre paternel. Pourtant et un jour même, après que ma grand-mère était encore en train de parler de son fils avec

admiration, ma mère éclata en disant :
*« Arrêtez, il y en a marre que vous ne
parliez de lui que comme un dieu, ce n'est
pas un ange votre fils ! ».*

Je me souviens de ces paroles, car ce
n'était pas le genre de ma mère
d'exploser de colère et surtout parce
qu'elle parlait là de manière négative de
mon père. Ainsi avons-nous passé deux
semaines dans un bungalow en bord de
mer en compagnie d'une grand-mère
complètement absente vis-à-vis de nous et
d'une maman surchargée par la présence
de quatre enfants.

Dès notre retour, papa et maman prirent la
décision de quitter la maison dans laquelle
nous habitions depuis deux ans pour
chercher un appartement un peu plus près
des collèges et écoles où nous étions
scolarisés et surtout un HLM qui serait
financé en grande partie par les aides de la
Caisse d'Allocation Familiale.

Quelques jours avant le déménagement en
1977, en emballant les cartons, maman se
rendit compte que les vêtements de papa
n'avaient pas été emballés et elle me
demanda de regarder dans les armoires.
Par contre, elle ne fut pas étonnée

d'entendre Papa lui dire qu'il la rejoindrait dans quelques semaines dans l'appartement mais qu'avant il devait stabiliser son assise sociale, en d'autres mots, il était en période d'essai et ne pouvait pas nous rejoindre dans l'immédiat.

Pourquoi ne voulait-il pas nous rejoindre ? Pourquoi pas maintenant ? Pourquoi mentait-il tout simplement ? C'est à cette période que j'ai eu la réponse que j'attendais à ma question. Mais je ne savais pas que c'est cette réponse qui bouleverserait ma vie à tout jamais, et détruirait mon adolescence en laissant une empreinte, *mon* empreinte à vie. Cette réponse qui a déclenché un véritable ouragan dans notre vie à tous, à douze ans à peine, « Elle » me l'a donnée.

Absent

<u>Juin 1977</u>

Le mois des révélations

N ous avons emménagé à Anzin dans un grand appartement. Et c'est dans cet appartement que nous allons vivre jusqu'en 1984. C'était un HLM de quatre grandes chambres, bien situé près de la Grand' place d'Anzin. Je me souviens de ses pièces, toutes aménagées de manière fantaisiste et hautes en couleur. Dans ce lieu, il y a de très bons souvenirs : les sorties avec les copines, les nouvelles rencontres de voisinage, la proximité pour se rendre sur le marché et également la proximité pour me rendre au collège à deux pas de chez moi et les autres. Pour une nouvelle fois, nous étions libres de nos mouvements, nous pouvions nous rendre à l'école, seuls et sans devoir dépendre d'une voiture ou d'un bus. Et puis, nous nous sommes très vite liés avec le voisinage, moi en particulier avec de nombreuses filles qui fréquentaient mon collège.

Mais ce sont surtout ces terribles instants qui restent en mémoire. J'étais partie en bus lui rendre visite car je m'étonnais de ne plus voir papa réapparaître. Comme j'avais une confiance en « Elle » presqu'aveugle, j'étais sûre qu'« Elle » me donnerait une réponse.

« Elle » me la donna : « *Bon, écoute, je vais te dire quelque chose, mais s'il te plait ne le répète à personne : je couche avec ton père et j'ai un gosse de lui et tu le connais !* » D'abord, coucher ça veut dire quoi pour une gamine de 12 ans ? Ce que je comprenais surtout c'est que son garçon était en fait aussi son fils à lui et notre demi-frère donc. Et « Elle » rajouta « *Ton père vit avec moi maintenant et ne viendra pas vivre avec vous, mais tu pourras le voir tant que tu voudras !* ». J'ai éclaté en sanglot en apprenant que

Papa ne serait plus avec maman et qu'il nous avait déjà quittés. Et puis, je venais de ce fait, d'apprendre que j'avais un demi-frère plus âgé de deux mois que ma sœur. Je suis rentrée à la maison, complètement choquée, comme sonnée par cette nouvelle et surtout pleine de rage. Maman travaillait ce jour-là. Plusieurs semaines durant j'ai gardé ce lourd secret. Mon comportement avait commencé à changer et je commençais à me replier sur moi-même. Je réfléchissais beaucoup et surtout je savais des choses en pensant que mes frères n'étaient au courant de rien. Puis…j'ai craqué au bout de deux semaines. Maman était allongée, je me suis approchée d'elle et je lui ai raconté toute la conversation. « *Maman, tu sais, je suis allée lui rendre visite il y a quelques semaines, et tu sais, « Elle » m'a dit pourquoi papa ne dormait pas à la maison, et ce n'est pas parce qu'il travaille. En fait, « Elle » m'a dit qu'« elle » couchait avec papa et que son gamin était son fils à lui ».* Maman était horrifiée et complètement choquée. Savait-elle ou était-elle à tel point si naïve ? Son visage était devenu blême, son visage avait changé. Je pense qu'intérieurement elle savait mais elle n'avait jamais voulu savoir. Elle venait, je pense d'avoir une réponse aux questions qu'elle se posait intérieurement. Comment pourrait-elle gérer ? Et moi, j'arrivais et mettais un mot sur ce qu'elle devait savoir : Papa la trompait avec « Elle » ! Combien de fois ai-je pu me rappeler ce moment et pendant combien de temps me suis-je fait des reproches ! Combien de fois me suis-je sentie responsable de la mise en place de la procédure de divorce ? Maman était tellement secouée par la nouvelle qu'elle me dit : *« Annonce à tes frères que papa est parti ! « Dis- le, toi ! je n'en ai ni le courage, ni la force !»*Je pris donc mon frère aîné à part pour lui dire. *« Tu sais, papa est parti et il est parti vivre avec « Elle », et ils ont un enfant ensemble ».* Mon frère aîné éclata en sanglots et partit s'enfermer dans sa chambre. Ma mère essaya de lui parler mais rien n'y fit. A partir de ce moment, c'est sa chambre qui lui servit de seul refuge. Mon plus jeune frère réagit d'une manière beaucoup plus cool en apparence et pourtant, c'est à partir de ce moment qu'il se mit à se remettre à faire pipi au lit. Tout comme ma sœur de 3 ans à l'époque, qui se remit à faire pipi au lit. Maman me dit, qu'elle allait consulter une assistante sociale pour chercher de l'aide et demander à retravailler les nuits afin d'avoir plus d'argent. Mais elle me promit qu'elle n'irait pas voir d'avocat pour demander une séparation officielle d'avec papa. Nous nous retrouvâmes quelques semaines plus tard, justement lors d'un rendez-vous avec une assistance sociale mais je ne sais plus pourquoi je devais accompagner ma mère, mais je participai à la réunion. Je pense que maman ne voulait pas être seule à cette réunion pour affronter. Pendant le rendez-vous, maman lui dit, qu'elle avait pris un avocat et enclenché une procédure de séparation.

A l'époque les procédures de divorce étaient longues et on parlait avant tout de séparation.

En 1978, on divorçait encore pour faute à torts exclusifs mais dans l'absolu, les divorces n'étaient pas encore acceptés dans la société. Il y avait trois fois moins de divorces que maintenant. J'étais choquée car maman n'avait même pas discuté avec nous de ce qui pourtant aurait d'énormes conséquences pour nous : LE DIVORCE ! Et puis je me sentais trahie car maman ne nous avait même pas consultés et puis surtout parce que j'avais dit à maman « *S'il te plait, ne divorce pas !* ».

Quant à mon père, il était définitivement absent de notre vie. Tout au moins lui oui, « Elle » non. Quant à maman, elle était entrée en période de dépression profonde. Elle ne se levait plus, ne s'habillait plus, dormait toute la journée et avait de la température. Dans son sommeil, il lui arrivait de délirer en disant des choses incompréhensibles et je l écoutais. Avec le recul, j'ai compris que c'est notre père qui avait voulu la faire interner car selon lui « elle était folle ». Mon père est réapparu à ce moment-là, lors justement d'une des crises de délire de maman. Pourquoi est-il venu précisément ce jour précis ? Je n'en ai aucune idée.

Il a débarqué chez nous un après-midi. Nous étions tous les quatre dans la cuisine et maman était alitée dans la chambre du fond, en pleine crise de délire. Quand notre père sonna à la porte, après avoir regardé dans l'œil de judas, nous le laissâmes entrer. « Elle », s'était cachée derrière la porte et quand nous ouvrîmes la porte, « Elle » força son entrée dans l'appartement. Mon frère aîné voulut la repousser et nous cherchâmes à l'éviter. « Elle » venait nous expliquer, qu'« Elle » nous aimait et qu'« Elle » voulait nous expliquer la situation. Maman, alitée dans sa chambre, était fiévreuse et ne captait pas la situation qui se déroulait sous son toit. « Elle » se dirigea vers la chambre et lui prépara un bouillon, histoire de la remettre d'aplomb. Il faut vraiment ne pas avoir d'états d'âmes pour infliger sa présence à maman. Non, seulement, elle nous avait pris notre père, mais en plus, elle jouait les infirmières. Il faut tout de même un sacré culot pour agir ainsi ! Je me souviens qu'elle lui jeta une casserole remplie d'eau tiède au visage et qu'elle l'aida à se lever pour la conduire aux toilettes. Maman était en arrêt maladie, nous étions en plein été et c'est un jour que maman partit pour l'hôpital psychiatrique. Maman avait été sur l'ordre du médecin internée et devait partir pour un mois en hôpital afin de s'y reposer. Elle n'y resta qu'une semaine, délai suffisant, disait-elle pour se persuader qu'elle n'était, assurément, pas folle.

Ainsi nous étions livrés à nous-mêmes. Je ne me souviens pas que nous ayons eu la visite de notre père, pendant cette période Il était tellement faible et dominé en apparence par cette femme, qu'il nous avait bel et bien abandonnés tous les quatre. Nous n'avions pas été placés, la nuit nous dormions seuls, la journée nous étions seuls et je cuisinais ou réchauffais les conserves entre les midis. Parfois notre grand-mère maternelle passait nous rendre visite pour nous assurer que nous allions bien mais elle ne restait pas la nuit.

Finalement, maman est rentrée une semaine après de l'hôpital. Cette année a été terrible en plusieurs sens. Maman était bien engagée dans sa procédure de divorce et voyait son avocat très régulièrement. Ensuite, nous ne voyions presque pas mon père, et surtout il s'était installé dans une petite commune pas très loin de chez nous.

Quand il souhaitait nous voir, c'est à pied que nous nous rendions à son domicile. Je me souviens bien plus tard d'un hiver enneigé où nous nous sommes rendus à pied chez lui sous un temps froid et sec, leur rendre visite avec une petite sœur de trois ans et qu'en arrivant nous avons trouvé porte fermée. Ces vacances d été ont passé très vite et c'est une année de cinquième que j'entamais dans le plus grand désarroi.

J'avais déjà su établir un cercle d'amies : Patricia, Christine, Murielle et Nathalie. Elles étaient déjà autour de moi mais cette année de cinquième, je la pressentais différente. Ce serait ma première rentrée sans père à la maison. Mais pourquoi en aurait-il été autrement ? Il n'avait déjà pas daigné se rendre à la fête de fin d'année où je faisais un spectacle de marionnettes, alors pourquoi serait-il venu à la rentrée des classes ?

Absent

1978

Mes années de 5ème et 4 ème

C'est une période où j'allais très mal. Mes notes s'en ressentaient évidemment. Ces deux rentrées en classes de cinquième puis de quatrième ont été difficiles, d'autant plus que c'était la première fois où nous rentrions sans un papa. Cette année de cinquième a été horrible en plusieurs sens, d'abord maman était très engagée dans sa procédure de divorce, ensuite parce que nous ne voyions plus papa, parce qu' »Elle » attendait son deuxième enfant de lui.

Maman avait alors réalisé qu'il ne reviendrait plus jamais à la maison et elle souffrait horriblement. Et puis parce que j'ai commencé à être mise à l'écart à l'école surtout en fin d'année de cinquième et que surtout, je n'ai trouvé que peu d'empathie de la part des profs. Il ne faut pas oublier que nous sommes en 1978 et que les professeurs n'étaient pas formés à de tels contextes familiaux et à l'époque le divorce était vécu comme un véritable drame voire une honte. Il n'y avait pas d'accompagnement psychologique ou peu. Au contraire, certains professeurs qui étaient bien au courant de la situation actuelle ne cherchaient pas à me comprendre. J'ai trouvé à l'époque face à moi des murs d'incompréhension. Je souffrais de tremblements insupportables des mains qui m'empêchaient d'avoir une écriture correcte ou bien même de faire du travail manuel. Moi qui jusqu'à présent avais toujours eu de très bonnes notes, je me retrouvais avec des notes très moyennes, je me renfermais et étais très timorée. Il m'arrivait de pleurer surtout lorsque cette prof de français me faisait des reproches, me disant que je ne travaillais pas.

Un jour en plein cours, elle m'a même lancé froidement : *« ce n'est pas parce que ton père s'est tiré, que tu dois faire la gueule ! »*. A l'époque, maman aurait dû se plaindre d'un tel comportement inacceptable de la part d'un prof. Il se trouvait que ce professeur était la femme du proviseur-adjoint. Le seul réconfort, je l'ai trouvé à l'époque auprès de mon professeur de dessin. Il animait entre autre le club de marionnettes dont je faisais partie et c'était un plaisir de m'y rendre car je m'amusais beaucoup et puis surtout je créais, j'écrivais des scenarii, je m'imaginais des personnages. Mr Lefèbvre, il était barbu comme mon père et j'avais fait un transfert sur lui. Ca n'avait rien de l'amour, il était un père de remplacement sans connotations autres. Il venait lui-même d'une famille de parents divorcés et avait construit sa vie sentimentale équilibrée. Il était bien évidemment au courant de mes problèmes et en avait souvent discuté avec moi. Je ne sais pas s'il me comprenait vraiment mais tout au moins il m'écoutait. Il m'a permis de ne pas plonger. Et ces cours de marionnettes étaient supers car j'échappais aux cours de cette horrible professeure de français, ne serait-ce que pendant les cours de répétition. Ma classe était au courant des problèmes personnels et elle avait, en partie commencé à me rejeter parce que je ne faisais pas partie des familles « normales ».

En 1978, il y avait peu « d'enfants du divorce », tout au moins on en parlait moins. Seule mon amie, Patricia, était restée à mes côtés mais surtout en cachette car les autres camarades de la classe lui avait donné l'ordre de ne plus m'adresser la parole. Celle qui aurait fait front à mes côtés car elle était, me semble- t-il forte, avait changé de classe entre temps et s'était retrouvée dans une classe voisine. Patricia me voyait en cachette car elle savait qu'elle aurait été exclue du groupe. Maman travaillait de nuit, nous passions nos nuits seuls dans ce grand appartement. Maman voulait gagner plus d'argent ce qui nous permettrait de vivre un peu mieux. Non seulement mon père ne payait pas de pension alimentaire comme cela avait été fixé par le tribunal mais en plus il ne cherchait pas à nous voir. Il était à peine présent et j'étais à la plus mauvaise période de ma vie, à sa recherche. Il ne rendait jamais visite à aucun des enfants, il n'était ni là pour les anniversaires mais encore moins pour les fêtes. Nous passions Noël seulsm devant notre boite de Raviolis.

Comment se faisait-il que nos grands-parents nous aient laissés seuls la nuit ? Mon frère aîné avait 15 ans, moi 13, mon plus jeune frère 10 et ma sœur 4 ans. *Avec le recul, comment se fait-il qu'aucun voisin n'ait jamais parlé? Et lui, comment pouvait-il accepter que ses enfants soient seuls la nuit ?* Je pense que maintenant, dans l'état actuel des choses, les services sociaux nous auraient placés dans des familles d'accueil. Bon, nous avons survécu mais avec de nombreuses lacunes dont celle de la sécurité. Cette année 1978 á également été marquée par de heureux évènements dont pour moi la sortie du film GREASE que je me suis empressée d'aller voir trois fois en suivant au cinéma et puis à l'époque j'étais tombée amoureuse de l'acteur John Travolta. En fait, c'était sans doute mon premier sentiment « amoureux » et j'avais acheté de nombreux posters de lui et en avait garni ma chambre. Je garde également de bons souvenirs de mes courses en magasin, le soir avec ma mère, de mon club de marionnettes pour lequel j'écrivais les textes, de mes cours de théâtre et du concours de diction que j'ai gagné cette année-là. Mais je garde aussi le souvenir moins gai du port de mon premier appareil dentaire sous formes de bagues. Ces bagues me faisaient horriblement souffrir car chaque fois que je parlais, mes bagues me rentraient dans les gencives. Et puis, c'est toute cette année de quatrième et troisième que je n'ai plus souri.

Etais-je déjà entrée dans une forme de dépression ou était-ce parce que je ne souhaitais pas montrer mes bagues? Sans doute des deux. Avec le recul, mes années collège se résument à de longs moments de solitude. J'étais seule à la maison, je rentrais seule, je me préparais à manger seule, la nuit nous étions seuls, parce que maman repartait vers 18.30 au travail. En fin d'année de quatrième, mon père avait un peu repris contact avec nous, souvent, c'est nous qui nous déplacions à quatre pour nous rendre chez lui et « Elle » et souvent quand nous arrivions ils n'étaient pas là. De cette période, je retiens ma première année d'apprentissage de l'espagnol. J'avais choisi cette langue plus pour rester avec ma copine Patricia et surtout pour ne pas faire comme mon frère aîné qui avait choisi l'allemand en seconde langue. Comme ma mère ne parle aucune langue étrangère, elle ne prêtait aucune importance à nos choix linguistiques. Cependant, l'espagnol a été le début d'une extraordinaire aventure avec ce pays que j'aime : l'Espagne. Mon intérêt pour les langues était grandissant tout autant que mes envies de voyage. Je m'étais prise de passion pour la Grande- Bretagne et cette passion se confirma le jour où j'y mis les pieds pour la première fois. Cette année de quatrième s'est terminée par nos vacances d'été à

Colleville/mer (Calvados), près de Bayeux en Normandie.

Nous étions partis en Normandie avec Maman et mes frères et sœur sur la côte. Nous étions déjà allés dans ce club de vacances de nombreuses années plus tôt avec notre père. J'ai malheureusement peu de souvenirs de cette période, sauf celui d'une visite du cimetière américain sur le retour de vacances. Il avait beaucoup plu et il faisait déjà sombre. Ces nouvelles vacances, cette fois sans père, paraissaient bien s'annoncer. Je me suis tout de suite liée d'amitié avec de nombreuses filles dont une hollandaise. C'est lors de ces vacances que maman a rencontré celui qui deviendrait son amant pendant quelques années. Il passait ses vacances en famille mais sans sa femme. Il avait également 4 enfants tous plus ou moins de notre âge. J'ai très vite sympathisé avec sa fille et c'est avec elle que je passais la plupart de mes journées, au club théâtre et marionnettes. Mon plus jeune frère passait beaucoup de temps avec son fils. Et ma sœur avec son plus jeune fils du même âge qu'elle. Mon frère aîné, lui, restait des journées seul dans le logement et sortait très peu avec nous. Il ne s'est pas fait de copains et était de plus en plus solitaire. Maman passait beaucoup de temps avec cet homme, mais à ce moment-là je n'avais pas l'impression que la relation avec ce dernier allait évoluer. C'est à notre retour de vacances et surtout après avoir découvert ma mère attablée dans un bistrot du coin, main dans la main avec lui, que je me suis rendue compte qu'elle avait entamé une liaison avec lui.

Cela me choquait profondément car elle avait été elle-même victime des tromperies de mon père et à son tour, elle connaissait un homme marié. Le pire c'est que maman nous avait raconté avoir rencontré quelqu'un mais ne voulait pas nous le présenter. Elle avait déjà fait quelques tentatives pour rencontrer des hommes par le biais de petites annonces. Elle avait fait la connaissance de personnes intéressantes mais aucune de ses rencontres n'avait abouti, sans doute, parce qu'elle avait toujours du mal à oublier papa. Les vacances d'été terminées, j'entrai en classe de troisième. Cette année a été difficile pour plusieurs raisons : d'abord ma meilleure amie de l'époque Patricia avait été séparée de ma classe comme la plupart des personnes avec lesquelles j'étais un peu intégrée et je me suis retrouvée non seulement dans une classe où il y avait une majorité de nouvelles têtes et surtout la classe était de niveau très faible. Les cours d'anglais étaient monotones par exemple et j'étais une des seules à participer avec « Boum », un élève d'origine maghrébine, ce qui nous a valu les surnoms de « fayots » ou « lèche-bottes » de la classe. Le niveau de cette classe étant très faible, plus des trois quarts des personnes ont été envoyées en direction de lycées professionnels. En ce qui me concerne, mon avenir se dessinait petit à petit. Je savais que je voulais aller en lycée et que je n'envisageai ni de faire un BEP ni un CAP comme me l'avaient préconisé les professeurs. Cette année a été de ce point de vue très difficile car ils m'attendaient

Absent

tous « au tournant » Mais, c'était sans connaitre ni mon caractère ni ma détermination.

Absent

<u>1979</u>

Absent

L'année de mes changements

C'est l'année de mes premières règles. J'avais 14 ans. Mais loin de mes copines qui commençaient à flirter et à s'intéresser aux garçons de ma classe, moi je les détestais profondément : *« ils sont tous des salauds comme mon père »*

Le 1.6.1979 marqua avec le jugement de divorce la fin officielle du couple de papa et maman. Mes notes à l'école étaient très mauvaises et mes appréciations pour un passage en lycée étaient négatives. De la part de mes profs j' ai souvent entendu: *« tu n'y arriveras jamais!, Tu plaisantes, toi au lycée, fais donc un BEP »* et de mon père de rajouter *« de toute façon tu es une fille et l'important est de trouver un homme qui a de l'argent, les sentiments, c'est secondaire »* Comme il aimait à le dire: *« L'important dans la vie, ce n'est pas d'avoir de l'argent, c'est que les autres en aient »* Quelle devise ! Moi, justement, je rêvais de faire des études. Et surtout, j'avais déjà ce mordant de dire *« J'y arriverai tu verras ! »*. Mon frère aîné était justement entré au Lycée et s'apprêtait à passer le bac. Ainsi, il serait le premier bachelier de la famille et de toute l'histoire familiale, et je voulais être la première bachelière de la famille. Il n'était pas question pour moi de ne pas étudier et le bac était ma première étape. Pourtant mes profs voulaient tous me diriger en section manuelle et refusaient que j'aille au Lycée. Ils ne me trouvaient intellectuellement pas apte à intégrer une seconde, fût-elle littéraire! Je me souviens du coup moral reçu: *« le redoublement est à envisager si de nets progrès ne sont pas effectués au troisième trimestre. »* C'est un événement inattendu qui va mettre fin à cette optique de redoublement. Depuis le début de mon année de troisième, comme les notes le confirmaient, j'étais mauvaise élève et de surcroît empêtrée dans un mal-être latent, un manque de repères, en manque de père tout simplement. Ce qui me pesait c'était surtout l'absence de ma mère qui ne nous écoutait pas, surtout par manque de temps. Mais surtout parce mon père me manquait terriblement : enfin une présence paternelle et bien sûr « Elle ». Mes copines parlaient de leur père et moi je souffrais. Sans doute étais-je en plein complexe d'œdipe et les garçons ne m'intéressaient pas. Pis encore ils me dégoutaient. Par contre je me rapprochais souvent des pères de mes copines. C'est dur à 14 ans de ne pas avoir prononcé le mot « Papa » depuis si longtemps. Dès la troisième, j'avais beaucoup repris contact avec « Elle », c'est vers « Elle » que je me tournais à chaque fois et pas vers lui.

Un jour où j'étais partie lui rendre visite à « Elle », j'abordais un sujet assez inhabituel, l'envie de partir vivre chez « Elle ». Maman, avait peu de temps à nous consacrer et elle avait entamé une relation avec cet homme marié. Elle ne l'aimait pas, c'était très clair mais elle le voyait régulièrement en cachette et c'est un jour après l'avoir suivie avec mon frère dans un café que nous les avons surpris tous les deux, en train de boire un café en se tenant la main. A partir de ce moment, il passait très souvent à la maison. Il était physiquement assez laid mais sans doute très gentil. Pourtant les cinq années de relation n'ont pas eu raison de notre dégoût physique pour lui. C'est pourtant lui, qui est venu nous déposer en 1981 en vacances en Vendée pour repartir le lendemain et venir nous rechercher deux semaines plus tard. Avec le recul, c'était un bon bougre. Et même si quelques années plus tard, il décida de rompre avec sa femme, maman ne voulut jamais qu'il s'installât avec nous.... Et nous d'ailleurs non plus! Un soir où j'étais partie voir mon père, j'ai soudain eu l'envie d'être encore plus avec lui et je lui demandais si je pouvais venir vivre chez eux. Ils étaient surpris mais d'accord. En fait, je fuyais ma vie actuelle. J'ai emménagé le 1. février 1979. Maman, le tribunal et mes frères étaient tous d'accord, notamment vu mes notes catastrophiques, ils s'accordaient à penser que ce changement pourrait être bénéfique, d'autant plus qu' «Elle » était très sévère avec ses enfants et « Elle » le serait sans doute avec moi. Et puis, j'aurais peut-être la chance de renouer une relation avec lui, et de vivre dans une atmosphère équilibrée. Pensais-je! Voulais-je ! Je partageais une chambre avec mes deux autres demi-frères. Evidemment, j'avais 14 ans et eux 7 et 3 ans. Même si avec mon premier demi-frère, je n'avais pas vraiment d'atomes crochus sans doute parce qu'il avait le même âge que ma sœur à deux mois près, mais j'avais par contre une très grande attirance pour le plus jeune. Il était moins joli que le premier, du moins, c'est ce qu'on disait toujours de lui en le voyant, et pourtant moi, je le trouvais adorable du haut de ses trois ans. Il était sensible et j'avais plaisir à jouer avec lui et puis je lui transmettais les mêmes câlins, ceux que j'avais donné à ma sœur depuis le début.

« Elle » toujours considérée comme une grande sœur, me rendait aussi ses câlins. « Elle » répétait toujours que j'étais sa fille, celle qu'« Elle » n'avait jamais eue. J'étais heureuse. Papa était au foyer, c'est « Elle » qui travaillait et qui ramenait l'argent à la maison. C'est « Elle » qui faisait les ménages dans une clinique mais c'est lui qui cuisinait. Au départ et avant de partir pour le collège, il m'apportait une tasse de café au lait, au lit, et lorsque je me levais pour me préparer pour l'école, je trouvais sur la table mon petit déjeuner. Tout était magique. J'avais besoin de cette présence masculine et surtout de ma confidente. « Elle » avait bien sûr des idées très arrêtées sur la vie, à savoir ce qui était bon pour moi ou pas, mais j'étais heureuse. Si bien que mes notes ont considérablement commencé à s'améliorer. J'ai obtenu mon brevet des collèges d'office sans avoir même à passer l'examen et je fus acceptée au Lycée. Comme je souhaitais apprendre une troisième langue, en l'occurrence l'allemand, je ne fus pourtant pas admise dans le lycée de mon choix, mais dans le lycée qui proposait un bac A5, avec trois langues étrangères. Je fus inscrite donc dans un autre lycée avec l'apprentissage du russe et non de l'allemand. Et c'est encore une fois, tant mieux, car non seulement j'ai eu un réel plaisir à apprendre le russe, que je pratique de nouveau, mais surtout parce que je garde de ce lycée les meilleurs souvenirs, les meilleurs amis et l'obtention de mon bac.

<u>1980</u>

Ma vie chez papa

Ma vie était organisée au rythme de l'école. Maman ne me manquait pas trop en apparence. J'allais lui rendre visite une fois par semaine et je voyais mes frères à cette occasion. Mon plus jeune frère était souvent dehors à jouer avec les copains. Tandis que mon frère aîné vivait reclus dans sa chambre d'adolescent. J'avais peu de contact avec lui, avec le recul, je crois qu'il m'en voulait un peu d'être partie. Quant à ma sœur, je ne la voyais pas souvent. Elle jouait dehors également. De ces souvenirs, je me souviens surtout de son côté très garçon manqué. Du fait de cet éloignement, j'avais pris beaucoup de distance avec ma fratrie. Je les aimais c'est sûr mais une distance s'installait. Le mercredi, je me rendais chez maman après mes cours d'escrime et nous mangions du gâteau ensemble. Parfois, ce sont mes frères et sœur qui se déplaçaient vers mon père et ils y restaient le samedi. Mon frère aîné venait parfois seul me rendre visite, je pense, je pense qu'il avait envie de me rencontrer car sans doute, je lui manquais», « Elle » était parfois ravie de les voir, parfois non, selon son humeur. « Elle » était très instable de caractère, le dimanche en particulier parce que les dimanches, « Elle » ne travaillait pas et c'était le jour du rangement et là « Elle » se mettait dans de véritables colères et devenait alors méchante et mesquine, Comme « Elle » se plaisait à le dire : « Elle » voyait « rouge ». Ensuite, « Elle » regrettait ses propos. Mon père était très effacé. Encore et toujours. Il profitait d'ailleurs de ces colères pour se sauver et aller faire un tour, la laissant seule avec tous les enfants. Comme toujours, il fuyait. Il ne lui a pas rendu non plus la vie très simple. Les semaines étaient rythmées. La semaine, « Elle » travaillait à partir de 6 heures du matin jusqu'à 14 heures. « Elle » partait en mobylette tôt le matin par tous les temps, car elle n'avait pas de permis de conduire. Dès qu'« Elle » rentrait vers 14.30, mon père filait alors jusqu'au soir et même la nuit et souvent il rentrait ivre ou éméché pour être plus nuancée.

Mon année de seconde a, quant à elle, commencé très positivement. J'avais quitté cet horrible collège plein de souvenirs, surtout des mauvais. Au lycée, je me suis prise d'amitié pour trois camarades qui sont devenues très vite de très bonnes copines: Marie, Frédérique et Sylvie. On passait la plupart de notre temps ensemble, on avait commencé des cours de russe et on s'amusait beaucoup. Ma passion des langues était grandissante. Je sais que je rêvais d'évoluer dans cet univers et je rêvais d'aller en Espagne. Avec Maman et Papa, nous n'étions jamais partis loin et jamais de toute façon à l'étranger (sauf en Belgique qui était à 13 kilomètres de la frontière). Maman ne parlait aucune langue, n'en avait apprise aucune, ni même celle de ses parents. Maman n'avait jamais appris le polonais car mémé ne lui avait jamais transmis sa langue maternelle par honte de ne pas être assimilée en France. « Autres temps autres mœurs ». Petit à petit je commençais à trouver mon équilibre dans la vie, bien que je voyais qu' « Elle » n'était pas heureuse avec mon père. Elle aurait toujours souhaité qu'il l'épouse mais lui disait qu'il ne se remarierait jamais. Maintenant, je sais qu'il ne l'a jamais aimée mais utilisée et surtout c'est sa jeunesse qu'il aimait, pas la fille.

Pourtant ce début de Lycée avait éveillé en moi des sentiments inconnus – la découverte de ce sentiment d'aimer. Je me dirigeais vers mon cours de russe et attendais sur le palier avec mes copines. A côté de nous attendait une classe de terminale. J'ai détourné mécaniquement la tête et je vis un gamin de 17 ans accoudé à la fenêtre. Il avait un blouson bleu marine et aux épaules des appliques triangulaires rouges. Il était brun aux yeux noir, pas forcément beau mais viril. En le voyant, il déclencha en moi un sentiment bizarre. Je me mis à trembler et étais surprise par mon comportement. Etait-ce ça le coup de foudre? Je ne sais pas et je ne pense pas, mais il a à partir de ce jour occupé mes nuits et mes journées au lycée. J'étais heureuse de me rendre au lycée et les vacances étaient très longues. En tout cas, je commençais à m'intéresser aux personnes du sexe opposé. J'avais récupéré mon père et je me sentais bien et j'étais équilibrée. J'étais bien dans ma vie. Je rentrais à la maison avec plaisir, car mon père m'attendait le midi pour manger, le soir, je parlais beaucoup et « Elle » était toujours prête à m'écouter. Au lycée, j'avais mes bonnes copines. J'avais trouvé un équilibre et n'avais d'yeux que pour ce garçon. Bref, je pensais avoir un sentiment amoureux et pensais qu'il le partagerait un jour ou l'autre mais pour cela il fallait que je l'aborde. Mes bulletins étaient meilleurs, par contre mes sorties très strictes. De peur qu'il m'arrive quelque chose, je n'avais pas le droit de sortir le soir. Les horaires étaient stricts :

en hiver jusqu'à 17.00 et 18.00 en été. Je venais de commencer à correspondre avec une espagnole du nord de l'Espagne. En mai 1981, ce fut l'année du changement de pouvoir. Mitterrand venait d'être élu et la gauche qui n'était jamais passée sous la cinquième république était là. Une certaine peur s'était installée en France car comme l'axe Est-Ouest était encore très présent. Mon père, fervent défenseur de Valery Giscard d'Estaing, pensaient que les chars russes rentreraient bientôt dans la ville...et prendre le russe en troisième langue, n'avait pas forcement aidé mon père à être plus serein. Cela dit, il ne s'était pas non plus opposé à mon choix linguistique. Cette année de seconde s'est déroulée sereinement. La vie avec mon père était maintenant réglée et je m'entendais de mieux en mieux avec « Elle », car « Elle » trouvait en moi une confidente. Elle me confiait d'ailleurs très souvent ses problèmes avec Papa. Nos lundis étaient réservés : c'était le jour des croque-monsieur et le champagne rosé et tout allait bien. Je sortais avec mes copines et comme papa venait de faire installer le téléphone, je pouvais discuter avec elles très souvent (à l'époque les appels locaux étaient gratuits). En été 1981, nous partîmes en Vendée avec ma mère. Elle m'avait proposé de me prendre cet été en vacances. J'acceptais, sachant que mon père ne partirait pas en vacances. C'est en Vendée que je fis une belle rencontre. La rencontre d'une amie, qui au bout de 30 ans continue à faire partie des jolies amitiés de ma vie. Estelle.

Estelle avait 15 ans, elle était brune aux yeux noisettes et très jolie. Elle était originaire de l'ouest de la France, à Laval. Elle était venue passer ses vacances avec ses parents. Dernière d'une fratrie de 3 enfants, elle était beaucoup plus jeune que ses frères qui ne vivaient plus chez leurs parents. Je lui ai adressé la parole lors d'une soirée dansante organisée par le village de vacances et nous avions tout de suite sympathisé. Elle entrait tout comme moi en première du lycée et allait passer son bac de gestion. En l'espace de quelques jours nous étions devenues inséparables et c'est cette amitié qui nous lie encore au bout de 33 ans...et pourtant vu la distance de nos régions, je ne pensais jamais que je pourrais garder le contact avec elle. Pourtant, lors de ces jolies vacances, nous avions décidé de nous écrire une fois par mois et c'est chaque mois que nous étions en contact. Je lui avais promis que nous nous reverrions dans quelques temps et cette promesse nous l'avons tenue maintes fois. C'est le cœur lourd, nous avons quitté la Vendée où j'y avais passé de merveilleuses vacances. Personne autour de moi ne croyait à cette amitié. Et puis en septembre, j'ai repris le chemin du lycée. Hélas, cette année de première fut marquée par de grands changements, ces changements eurent des conséquences désastreuses sur ma scolarité et sur le développement de ma personnalité, déjà bien détruite par la vie.

Absent

1981- 1982

La classe de première

L'année scolaire 1981-1982 correspond à l'année où je suis rentrée en classe de première

Je n'avais toujours pas osé aborder ce garçon qui me plaisait tant de peur de me faire repousser.

Chez Papa, la situation avait beaucoup changé. « Elle » avait eu son troisième enfant avec mon père et en plus, il s'agissait d'une fille. Elle est née en avril 1981.

Bien sûr pour « Elle » c'était bien évidemment parfait car « Elle » avait eu deux garçons avant, pour mon père il était très indifférent, sauf le fait de penser qu'il allait être papa pour la sixième fois et il était fier de montrer à quel point il était « capable ».

Comme il aimait se vanter d'avoir eu deux enfants dans la même année à deux mois d'intervalle d'ailleurs.

Il n'avait montré aucun intérêt à son égard et à sa grossesse difficile.

« Elle » était très délaissée par mon père qui rentrait tard le soir, sinon la nuit, et souvent ivre.

Au départ, « Elle » me confiait ses malaises avec Papa et parfois « Elle » consommait également de l'alcool et c'est dans ses moments sombres qu'« Elle » était également violente.

« Elle » criait dans toute la maison et s'en prenait aux jeunes enfants. À partir de la naissance de sa première fille, et sans doute par manque de sommeil, la situation a empiré.

« Elle » était très autoritaire, les murs de la maison respiraient sa présence et mon paternel son absence. Lui, il avait trouvé ce qu'il recherchait : ne pas travailler, s'occuper très peu des enfants et sortir dès qu'« Elle » rentrait du travail.

Comme il aimait à le dire « *l'important dans la vie ce n'est pas d'avoir de l'argent, c'est que les autres en aient* » - super philosophie, d'autant plus qu'il me disait de me choisir le moment venu, un homme simplement s'il a de l'argent sans

Absent

regarder ce qu'il est comme personnalité, l'argent était son moteur.

« Elle »   pensait que les hommes ne recherchaient que le sexe et mon paternel disait que les hommes étaient tous des salauds comme lui. Comme de plus, je ne voyais pas la situation évoluer vis-à-vis de mon amour platonique pour ce garçon du lycée et comme il ne m'abordait toujours pas au bout d'un an, je l'avais classé en milieu d'année de première dans cette catégorie.

Ajouté à cela, j'avais une piètre image de moi-même et je me trouvais très moche. C'est une période où je me suis profondément dégoûtée. J'étais habillée comme une petite fille, pas du tout moderne. C'est d'ailleurs à cause de cette remarque que j'ai eu l'imprudence de faire, que je vais payer très cher, plus tard… bien plus tard.

Nous sommes début 1981, je suis au deuxième trimestre de ma classe de première.

Après avoir été éconduite après l'avoir enfin abordé, je me suis rendue compte qu'il n'éprouvait rien pour moi, et pour cause ! Je l'avais vu pour la première fois en train de flirter sous le préau du lycée avec sa copine. Elle était encore au collège et lui était en classe de terminale qu'il avait redoublée. Un soir en sortant de discothèque avec ma cousine, avec qui j'avais l'habitude de sortir, je rencontrais un garçon.

Il s'appelait Régis, j'avais 16 ans et lui 19. Il sortait juste d'une rupture de plus d'un an avec sa copine.

Il m'avait parait-il repérée parce que j'étais jolie, semble- t-il. Lui, était tout à fait le contraire de ce que j'aimais, il était roux avec des tâches de rousseurs, petit, plutôt gros, les cheveux courts et les yeux verts. Bref, tout pour ne pas m'attirer.

Moi, j'étais très captivée par les grands bruns aux yeux noirs, le type méditerranéen espagnol ou italien.

Bien que très éloigné de ce type idéal quand il m'a demandé si nous pouvions nous revoir, et comme je n'avais aucun copain, je me suis résolue à sortir avec lui un peu par curiosité.

J'ai revu Régis deux fois et ensuite je lui ai dit que je ne souhaitais pas le revoir. Malheureusement, j'ai eu l'imprudence de dire à mon père et à « Elle » surtout que j'étais sortie avec ce garçon un peu par hasard sans éprouver de sentiments à son égard.

« Elle » eut l'excellente idée de me dire, que c'était normal et que c'était OK à condition qu'il ait de l'argent.

« Elle » eut aussi la délicate idée d'en parler à mon grand-père, macho de nature avec lequel je passais mes mercredis et avec lequel j'avais une bonne relation et il fut outré d'apprendre que j'avais eu un premier flirt à 16 ans.

A cela allait s'ajouter un évènement supplémentaire qui allait déstabiliser de nouveau la vie que j'avais essayé de construire, cette harmonie familiale que je pensais avoir trouvée.

Chez mon père, j'avais essayé d'ordonner ma vie. J'avais eu ma première découverte de sentiments nouveaux, j'avais connu un premier flirt, ce qui m'avait fait comprendre que j'avais besoin d'aimer pour m'attacher à quelqu'un.

Mon père était un faible et un lâche, qui se laissait manœuvrer par cette femme, de peur de perdre son petit confort, à savoir se laisser entretenir dans la vie : ne pas travailler et vivre aux crochets d'une femme. C'était son seul but !

Je n'ai pas le souvenir d'avoir vu mon père travailler au dehors. Sa qualité était qu il cuisinait très bien. Un jour, alors que je me plaignais d'être mal habillée et pas du tout à la mode, « Elle » se mit dans une énorme colère.

« Ah, si c'est ainsi, me dit-elle, et bien à partir de demain, tu mettras les mêmes affaires et cela pendant un mois entier ! » Pour me punir, elle camoufla toutes mes affaires et me força à partir à l'école pendant tout un mois en gardant les mêmes affaires sur le dos.

« Elle » me donna un vieux pantalon, un t-Shirt blanc et un pull violet à ligne jaune.

« Elle » me somma de le garder le mois durant. C'est là que je commençais à me confier à une de mes copines Frédérique.

« Elle », elle ne l'aimait guère cette fille, sous prétexte que c'était une fille gâtée. Pourtant cette fille sans problème m'écoutait. Elle était égocentrique certes, mais elle m'appréciait, et elle m'écoutait.

Afin de ne pas faire paraître ma punition et pour éviter de me rabaisser à porter les même affaires, je décidais un soir de prendre la clé de l'armoire qui renfermait mes affaires, je pris un sac en plastique et embarquais quelques affaires pour les cacher dans la cave. C'était mon plan et il a marché au début.

Tous les matins, en prenant ma mobylette dans la cave, j'en profitais pour me changer en cachette, ainsi on n'y voyait que du feu au lycée.

16 ans, c'est l'âge des flirts, c'est l'âge de la découverte des premières émotions... j'étais loin de ces « premiers émois », j'étais la pestiférée du divorce, j'étais meurtrie, j'étais moche et de puis je me cachais le matin dans les caves. J'ai souvent eu envie de me cacher dans cette cave et de ne plus en remonter.

Ainsi, je me changeais le matin, le midi en rentrant, je remettais mes habits de Cendrillon puis je me rechangeais dans l'après-midi pour retourner en cours puis je me rechangeais une dernière fois le soir avant de récupérer mes haillons.

J'avais commencé à me plaindre à certains profs, mais ceux-ci n'avaient pas pris mes plaintes au sérieux disant que je divaguais et que j'inventais, selon eux « les adolescents inventent de nombreuses histoires et je suis une fille sans problèmes ». Oh ! mon dieu, j'avais bien caché mon jeu sans doute.

A l'époque je tenais un journal intime et dans ce journal, j'y avais relaté mes problèmes de la cave, de mes problèmes « avec les garçons » et mon envie de fuir.

Mon manque d'amour, mon manque de ce père qui me rejetait, tout au moins m'ignorait et cette quête de tendresse voire de baisers de sa part que jamais je ne recevais.

J'étais extrêmement mal dans ma peau.

Absent

<u>1982</u>

Ma fugue

U n samedi après-midi de janvier où j'étais partie rendre visite à ma mère, comme à chaque fois, « Elle » poussait sa crise de jalousie m'expliquant qu'une fois de plus ma mère était une personne foncièrement méchante et me voulant du mal.

Mon père me relatait également combien ma mère était une personne méchante et que s'il pouvait la faire souffrir, il le ferait. Il savait, disait-il, comment faire souffrir ou mourir à petits feux.

Ce samedi en question, alors que je jouais avec mon frère aîné sur la console de jeu que mon plus jeune frère avait achetée, « Elle » appela chez ma mère en furie, exigeant immédiatement que je rentre à la maison.

En lui demandant pourquoi, « Elle » me dit simplement qu'« Elle » avait lu mon journal et exigeait de ma part que je rentre.

Dans mon journal, j'y abordai également la liaison que ma mère entretenait avec un homme marié. Mais surtout, j'y avais consigné mes dernières expériences négatives chez eux deux dont l'expérience de la cave. Elle me supplia de rentrer immédiatement et comme je refusais d'obtempérer à sa demande, elle piqua une crise de larme au téléphone.

C'est ce jour-là, et protégée par mon frère aîné que je décidais de me rendre à la gendarmerie pour les prévenir que j'avais quitté le domicile de mon père pour rentrer temporairement chez ma mère. Les gendarmes ne prêtèrent aucune attention à ma détresse et au contraire me dirent simplement *« il faudrait savoir ce que vous voulez, mademoiselle, chez qui vous voulez vivre ! »*

« Comme si je le savais, je ne savais même pas qui j'étais ! » Je ne savais pas ce que je voulais, je voulais simplement m'enfuir ! Si j'avais pu, j'aurais voulu mourir !

Cette même nuit, maman travaillait et je décidai de partir travailler toute la nuit avec elle. Elle m'avait prise avec elle car je ne voulais pas rester seule et elle se sentirait en sécurité.

J'étais soulagée d'être rentrée et je passais une nuit à l'hôpital dans le département dans lequel elle travaillait et la nuit se passa bien. Au petit matin, le dimanche, j'avais pris ma décision, repartir vivre chez maman. Avec le recul, je pense que maman avait souffert que je ne vive pas avec elle et dans un sens, elle était sûrement contente que je revienne à l'appartement. Par contre, à l'époque, je suis vraiment revenue chez maman, par manque d'alternative. J'avais même commencé à éplucher les petites annonces à la recherche d'une famille d'accueil, susceptible de m'accueillir.

Toutefois une dure journée, le lendemain, m'attendait. Je devais retourner chez mon père récupérer mes affaires d'école, mes bijoux et mes vêtements.

J'appréhendais cette confrontation sachant qu'« Elle » était cruelle et surtout qu'« Elle » pouvait se montrer très violente. C'est ce qu'« Elle » fut d'ailleurs. En sonnant à la porte, « Elle » m'ouvrit la porte et me tira vers l'intérieur avant d'affliger un coup sur le nez de maman, qui était venue m'accompagner.

« Elle », me tira vers la chambre de l'appartement et me roua de coups sans ménagement. « Elle » me battit si fort que j'eus le nez en sang et j'étais pleine de courbatures.

Elle me jeta mon sac d'école à la figure mais refusa de me rendre mes bijoux dont ma gourmette de communion, mes boucles d'oreille, mon argent dans ma tirelire, mes vêtements et mes journaux intimes qu'elle jeta à la poubelle.

Mon père avait assisté à la scène et était resté absent face à l'agressivité de cette personne.

Bien sûr, je n'étais pas revenue chez ma mère par grande envie mais je voulais quitter cette vie et ce père qui avait été lâche et avait regardé en silence comme toujours, cette femme me détruire.

J'ai souvent pleuré chez « Elle » et souvent je lui avais dit qu' « Elle » m'écrasait trop et me rendait dépressive. Mes états d'âmes n'avaient jamais eu l'air de l'impressionner outre mesure, bien souvent, au contraire, cela la mettait d'avantage en colère. Sans doute ne pouvait-« Elle » simplement pas comprendre qu'on ne puisse pas se sentir bien chez « Elle ». J'ai souvent appelé cet appartement : « *Ma cage dorée* ». Et puis, leurs enfants avaient assisté à toute la scène.

Mais dans l'immédiat je devais essayer de me reconstruire sentimentalement, psychologiquement mais avant tout, je n'avais plus de vêtements à me mettre et dans l'urgence maman a dû me racheter quelques robes et chemisiers.

Le lundi je repris le chemin du lycée. Tout avait changé pour moi. J'avais tout raconté à mes copines, qui continuaient à m'accepter telle que j'étais, avec mes problèmes. Je peux dire que j'ai eu la chance d'avoir de superbes copines. Mais, moi, j'étais détruite de l'intérieur.

L'année de première se finit assez mal, car mes résultats scolaires avaient baissé de nouveau.

Le couperet tomba : *redoublement de ma première*. Je fondis en sanglot mais ne trouvais aucun réconfort de la part de maman. Maman avait pris beaucoup de distances vis-à-vis de moi, car je n'avais pas vécu chez elle pendant un an et demi et nous n'avions aucun lien de confiance.

Pourtant je n'acceptais pas cette idée de redoubler cette classe de première tout cela parce que mon niveau scolaire n'était pas suffisant, ensuite parce que mes professeurs estimaient que je ne bossais pas suffisamment et que j'étais fainéante. Savaient-ils que je souffrais et que j'étais mal dans ma peau ? Comprenaient-ils qu'il s'agissait d'un appel au secours ? Je ne crois pas.

A l'époque il existait un examen de rattrapage et pour ceux qui n'acceptaient pas le verdict du doublement, ils pouvaient essayer de tenter l'examen de rattrapage dont les chances de l'obtenir étaient très faibles.

En l'occurrence, l'examen posait sur plusieurs matières : le français, la géographie et les langues étrangères.

En passant l'examen j'ai eu tout de suite le sentiment que je l'aurai. Je le voulais et je l'aurai. Il faisait un soleil magnifique le jour des examens.

Les résultats tombèrent très vite : 4 personnes sur 200 étaient reçues. Je faisais partie des 4 personnes. Ce qui prouve, et contrairement à ce que j'avais toujours entendu, j'étais capable de m'accrocher, de faire des études et de réussir.

Et heureusement car c'est cette année 1982 / 1983 qui va se révéler très positive pour moi. C'est justement lors de cette année de terminale que je vais faire les plus belles rencontres. D'abord, celle de

Catherine sur les bancs du lycée mais aussi au dehors, celle de ma correspondante espagnole.

Et puis je vais réellement rencontrer mon correspondant espagnol Pere et connaitre un sentiment nouveau pour moi : le sentiment amoureux.

Absent

<u>1982-1983</u>

Absent

Mes meilleures années

Retour en arrière. Depuis la classe de seconde, j'avais commencé à correspondre avec une espagnole. Montserrat, elle venait du nord de la Catalogne, dans les Pyrénées.
Je correspondais depuis 1980 avec elle sur une base régulière d'environ une lettre par mois. Nous étions devenues très proches et elle connaissait un peu ma vie.

J'avais tellement envie de la rencontrer étant certaines que nous nous apprécierons tout de suite et que nous deviendrions de très bonnes amies. Ma correspondante était une jolie fille blonde aux yeux bleus, elle rêvait de devenir enseignante, prof de catalan, langue qu'elle parlait à la maison. Nous parlions de nos vies et de nos désamours. Elle n'avait pas de copain, ni moi non plus. Elle était très attachée à ses parents. J'adorais recevoir ses lettres et j'adorais écrire la langue de Cervantes.

Toutefois, je voulais également un correspondant masculin. Ma copine de classe Frédérique, correspondait déjà depuis peu avec Pere. un espagnol dont elle avait eu l'adresse justement par mon amie Montse.

Ce correspondant connaissait mon existence par son biais justement.

C'est d'ailleurs lui qui a souhaité correspondre avec moi. Donc, il ne fit pas étonné de mon envie de correspondre avec lui.

Je lui envoyai donc une toute première lettre en été 1982 accompagnée d'une photo de moi. J'avais fait faire des photos chez un photographe professionnel quelques semaines auparavant et je dois avouer que ces photos étaient vraiment très jolies, même si à l'époque je me trouvais très moche.

Je reçus sa première lettre en été 1982. Il se présentait, présentait sa famille et me joignis quelques photos de sa région, de nombreuses cartes postales de son ville d'Olot et une photo de lui. En le voyant, j'eus un véritable coup de cœur pour lui. D'abord, il correspondait tout à fait à ce que j'aimais : un grand brun, beau aux yeux noirs, de type latin. A partir de ce jour j'eus le sentiment qu'on se rencontrerait très vite et qu'il le fallait aussi.

Nous avons commencé à correspondre régulièrement. Comme avec Montse et même à nous appeler assez régulièrement. Je ne pouvais pas expliquer ce sentiment qui m'envahissait mais j'étais assez lucide pour penser qu'en fait il s'agissait avant tout d'un correspondant que j'étais peut-être en train d'idéaliser. Pourtant, à chaque fois que nous nous parlions au téléphone en français et en espagnol, j'étais transportée par sa voix. Il avait une voix chaude et agréable. Je parlais également avec ses parents au téléphone. Sa mère paraissait très gentille et son père avait une voix très douce, comme son fils. Je me suis sentie tout de suite très proche de son papa qui représentait à mes yeux le papa attentionné et très souriant. J'avais plaisir aussi à téléphoner avec Pere.

Nous avions d'énormes fous-rires, facilités souvent par les erreurs dans nos langues mutuelles.

Je me sentais proche de lui et c'était dingue car j'attendais toujours ces samedis soir où nous parlions au téléphone. Je rêvais et m'imaginais le rencontrer enfin… Ce fut fait !

Pour les fêtes de Noël 1982/1983, il m'invita à venir passer les fêtes chez lui. Maman n'avait pas beaucoup d'argent mais à l'époque maman me paya le ticket de train au départ de Paris jusqu'à Gérone. Je devais passer toutes les vacances de Noël chez eux à partir du 23 décembre et rentrer le 2 janvier.

Je n'étais jamais allée en Espagne et pourtant je ne souhaitais que cela. J'étais excitée à l'idée de le rencontrer et de passer de très bons moments dans un pays que je ne connaissais pas. Etait-ce l'optique de le rencontrer ou l'envie d'aller dans ce pays qui était plus forte ? Je pense qu'il s'agissait d'un mélange des deux, d'autant plus que j'adorais la langue espagnole.

Et puis j'allais également rencontrer Montse et sa famille, car même si elle-même ne pouvait pas me loger, j'allais passer une grande partie de mes journées avec elle. Le 22 décembre 1982 après de nombreuses péripéties à travers Paris à la recherche de la gare d'Austerlitz, en pleine nuit, j'embarquais dans le train qui m'emmenait vers l'Espagne à la rencontre de personnes que je ne connaissais que

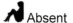

d'écriture et d'un pays qui allait bouleverser ma vie.

L'Espagne a été le début d'une merveilleuse aventure.

Après une nuit dans le train, je passai la frontière franco-espagnole très tôt le matin, pour arriver sur Gérone vers 11.00 non sans quelques aventures rocambolesques dont celle-ci :

« Le train allait entrer en gare à Gérone et je m'étais assurée auprès d'autres passagers que c'était bien la bonne station. Les voyageurs m'avaient répondu qu'au prochain arrêt du train, je devais descendre.

C'est ce qui je fis ! Malheureusement le train avait simplement stoppé car le feu était au rouge. Moi, je suis descendue sur les rails. Ce qui me surprend, c'est qu'à l'époque les portes du train s'ouvraient ainsi sans aucun mécanisme de blocage. Je me retrouvais sur les rails et avançait en direction d'un pont. Un homme, qui de loin avait observé la scène, me guida vers un pont. Il m'expliqua, en criant de sa fenêtre, que je devais avancer en direction d'un poste de la « Guardia civil ». Je trouvais ce pont quelques centaines de mètres plus loin, je lançais ma valise et sautai sur cette derrière afin d'amortir ma chute.

Arrivée sur la route, je me dirigeai en direction du poste de police de la « Guardia civil ». J'essayai d'expliquer ma mésaventure à l'homme posté devant l'entrée du bâtiment, le priant de m'appeler un taxi qui me permettrait de rejoindre la gare de Gérone au plus vite.

Mes amis devaient m'y attendre vers 11.00 et il était déjà 11.30. »

Quand j'arrivai à la gare, ils m'attendaient heureusement encore tous. Lui, je le reconnus vaguement. Il m'attendait avec ses parents et surtout une fille à ses côtés. Je me souviens simplement ne pas avoir reconnu Montse, blonde et frisée car j'avais une photographie d'une brune aux cheveux raides. J'en avais donc déduit qu'elle était sa copine à lui.

Avec ses vieilles baskets, ses cheveux ébouriffés et son look plutôt vieux jeu, je fus déçue de Pere.

Mais j'arrivai dans un pays inconnu pour moi, il faisait bon, il n'y avait pas de neige et un soleil rayonnant m'éblouissait le visage. Tout le long du voyage qui me conduisait de Gérone à Olot, j'observai ce magnifique paysage et puis il y faisait un soleil radieux, tout pour apprécier cette terre inconnue pour moi. J'avais découvert un paradis sur terre.

En arrivant chez Pere, pourtant je me suis sentie tout de suite à la maison. Je me suis sentie en parfaite harmonie et intégrée dans sa famille. Il faut dire que ses parents m'ont tout de suite mise en confiance.

Moi qui ne connaissais pas la chaleur familiale, je me suis sentie tout de suite « à la maison ». Ses parents passaient la journée avec moi et il me faisait visiter tous les jolis coins de sa petite ville. Mais la plupart de la journée, je la passais avec Montse. Ses parents à elle étaient aussi également très chaleureux. Ils m'avaient tout de suite adoptée et je passais une grande partie de mes après-midi dans leur famille mais surtout les repas le midi avaient lieu chez elle.

Le soir nous sortions en petit groupe, surtout avec ses amies à elle et après nos sorties, je rentrai le soir chez lui.

Les sorties avec Pere et ses amis étaient très agréables et avec ses parents je me sentais mise en confiance. J'étais tombée amoureuse de sa famille et de leur pays. Souvent je me confiais à sa maman, de mon manque de présence paternelle. On a, à l'époque, beaucoup parlé de ce sujet, sa mère était très ouverte et son père tellement jovial…

Avec ma copine, j'abordais moins ce sujet mais je me sentais bien également dans sa famille.

Le réveillon de Noël 1982 que je passai avec sa famille à lui fut inoubliable, nous nous échangèrent de nombreux cadeaux.

Lui et moi étions de superbes copains, rien de plus pour ma part. Je n'étais pas restée sur ma déception de mon arrivée entre l'image que j'avais imaginée et la personne que j'avais rencontrée au final. Au contraire, j'avais énormément de sympathie et de tendresse pour lui.

Il était mon ami et je n'avais même pas imaginé un seul instant développer des sentiments plus forts pour lui. Lors du réveillon de la nouvelle année, alors que Montse m'avait également demandé de fêter avec elle la Saint-Sylvestre, c'est pourtant lui et ses amis que j'avais préférés pour sortir m'amuser.

Nous nous étions rendus en voiture avec lui dans un petit village portuaire, « Sant-Pere Pescador ».

Comme il avait 18 ans déjà, il avait déjà le permis de conduire. Ses amis se sont tous montrés très agréables et ont beaucoup plaisanté sur mon accent mais c'était très amusant et je me sentais bien.

Ses amis étaient très adorables et ils
m'ont tout de suite intégrée.

*Moi qui étais de nature très amusante et
toujours pleine de vie, qui aurait pu
penser que je fus une personne rongée par
de tels manques ? Un manque qui me
rongeait, un père, ce père absent, ce père
tout simplement.*

Je n'avais plus de contacts avec mon
paternel et il ne cherchait pas le contact.
J'étais en pleine crise de haine, crise de
recherche de moi-même, crise
d'adolescente pleine de manque.

En fait, mon père était faible et lâche. Il
nous avait abandonné les dernières
années, j'avais vécu chez lui, et pourtant,
il avait été absent. Jamais une bise, jamais
un câlin, jamais un « je t'aime ».

Ma vie d'adolescente se déroulait sans
affection et moi je recherchais cette
tendresse, je la trouvais auprès de la
famille de Pere, en fait, des autres
familles, sauf de la mienne.

Même le 31 décembre, après être sortie de
notre soirée arrosée, je fus soudain
transportée par un sentiment nouveau, que
j'avais refoulé depuis mon arrivée ici en
Espagne : celui d'être tout simplement
tombée sans le savoir, amoureuse sans le
vouloir de mon copain espagnol.

Pourtant, je n'ai pas trouvé les mots pour lui dire ce que j'éprouvais pour lui, et d'ailleurs ni à l'époque, ni plus tard, ni même après s'être embrassés.

Après avoir beaucoup pleuré de reprendre le train le lendemain du nouvel an, je savais à présent que ma vie serait différente. J'étais tombée amoureuse de l'Espagne et je savais que je voulais y revenir très vite. Je savais aussi qu'il me ferait sans doute souffrir comme mon père le faisait, j'ai donc refoulé mes sentiments et tout a repris le cours normal des choses.

Je devais revoir Montse en été 1983. Nous avions convenu qu'elle vienne passer les vacances d'été chez nous et partirions en vacances en Vendée.

Après avoir repris le chemin du lycée, mes notes s'étaient nettement améliorées.

C'est en février que je reçus une lettre de Pere dans laquelle il m'annonçait ses sentiments. C'est au téléphone que je lui répondis que j'avais des sentiments tout aussi profonds que lui, mais qu'il m'était impossible de m'attacher à lui, simplement parce que j'avais peur d'aimer. Je pensais ne pas pouvoir mériter ce sentiment. Et puis, lui venait d'une famille intacte, il était un garçon sans problèmes, un garçon qui ne pourrait pas m'aimer, pas de la manière exclusive que je souhaitais.

Il m'a reproché de l'avoir laissé tomber pour quelqu'un d'autre et pendant des années, et lui n'a jamais su s'il m'avait aimé ou pas.

Nos caractères étaient diamétralement opposés, du fait de nos différences familiales et parce que j'étais dans la recherche de la tendresse et lui à la recherche d'une petite amie et pourquoi pas de l'amour. Je lui ai dit que je l'aimais mais j'ai tout de suite refoulé ces sentiments naissants : et pourtant, je souffrais car j'étais tombée amoureuse de lui... Après lui, je me suis engagée dans de nombreuses relations sentimentales, qui ne m'apportaient rien sinon de brefs moments de câlins, rien de plus.

Eric, Frank, Steve, Xavier : ils avaient tous en commun que je n'éprouvais aucun sentiments pour eux.

Entre temps, Pere avait une nouvelle copine et pourtant à chaque fois qu'on se retrouvait en Espagne, lors de mes visites chez Montse (et il y en a eu et ces retrouvailles étaient toujours inoubliables), je le retrouvai.

Pourtant la dernière fois où je l'ai revu c'était en 1988, après qu'il m'ait déclaré une nouvelle fois ses sentiments, ce fut aussi la dernière fois. Avec le recul, je sais que ce malaise venait de moi. J'ai provoqué inconsciemment ces ruptures successives car je ne voulais en fin de compte pas de relation sentimentale et paradoxalement pas avec lui, car je l'aimais.

A partir de là, j'ai continué à avoir de nombreuses relations sentimentales avec un seul but : ne plus souffrir, me protéger affectivement et ne pas rechercher l'amour et mon plan a bien fonctionné.

De toute façon, je ne méritais pas ces amours car je ne méritais pas d'être aimée, sinon mon père serait resté avec nous.

Le subconscient est bizarre, il se punit pour des actes qu'il n'a pas commis, moi je m'interdisais le bonheur, je me punissais donc.

<u>1983</u>

L'année Bac

L'année 1983 est l'année où « Elle » mit au monde son 4ème enfant avec mon père, encore une fille.

J'étais partie en vacances en Vendée avec Montse et ma famille.

C'était pour moi la première fois que j'invitais une copine à la maison. Elle était venue passer l'été avec moi en Vendée et c'est dans cette région que j'y revis Estelle que je n'avais pas revue depuis deux ans mais avec laquelle j'étais restée en contact.

En 1983, j'ai également obtenu mon baccalauréat avec de bonnes notes en langue, et même si mon rêve était de voyager dans de nombreux pays ou de faire des études de journalisme, je savais aussi que nous n'avions pas les moyens financiers de m'envoyer dans une école privée et réputée, et je devais rester sur Valenciennes.

C'est donc un peu par dépit que je me suis lancée dans des études universitaires de droit. Des études de droit? Simplement parce que dans une telle filière, on a un débouché certain, pensai-je. Avec le recul, et même si je sais que c'était un mauvais choix, c'était également un choix que j'assume dans une université où j'ai toutefois passé de bons moments.

J'étais fière de m'inscrire à l'université pour la première fois. Mon aöie Montse aussi s'inscrivit à la fac de Gérone pour commencer ses études de littérature. Comme je n'étais pas majeure, lors de mon inscription à la fac, c'est maman qui était venue m'accompagner pour signer.

Mes deux premières années de faculté m'ont permis de rencontrer de nombreuses copines, de sortir en boîte et de poursuivre mon accumulation de flirts passagers, sans oublier qu'un seul occupait mes pensées : Pere.

C'est à cette période que nous avons déménagé de notre appart car maman venait enfin de s'acheter sa maison. Un jour, au hasard de mes sorties, je suis tombée face à face avec «Elle ». En fait, elle me pistait depuis quelques temps.

«Elle » était en mobylette et semblait contente de me revoir, je ne l'avais pas revue depuis plus d'un an. «Elle » était surtout très surprise de voir que j'allais bien et que j'avais un look vestimentaire très moderne.

« Elle » me pria de m'arrêter et me demanda si je ne voulais pas sortir boire un pot avec « Elle ». Nous nous rendîmes dans un café. Nous commençâmes à discuter de mon père et « Elle » me confia, qu'« Elle » était toujours avec lui mais qu'« Elle » ne l'aimait plus. Nous nous revîmes quelques semaines plus tard et me rendit tous les bijoux qui m'appartenaient.

Nous avons eu quelques retrouvailles régulières en cachette de tous. Et petit à petit, je renouais avec elle. Petit à petit, je la revis en l'absence de mon paternel, avec lequel je n'avais plus que mépris et haine.

Lui cherchait à rester chez « Elle » simplement pour ne pas être à la rue. « Elle » m'apprit sa relation secrète avec un homme marié dont « Elle » était follement amoureuse.

«Elle » voulait virer mon paternel hors de la maison mais lui ne voulait pas, évidemment. « Elle » n'était pas du tout stable et « Elle » entra de nouveau et régulièrement dans les colères que je lui connaissais.

Absent

1984-1988

Absent

Les années fac

Elle se confiait de plus en plus et se plaignait toujours de mon père, oubliant que j'étais tout de même sa fille. Même si je n'avais vraiment envie d'entretenir un contact plus proche. Je n'avais pas passé le cap du divorce et je n'avais résolument pas fait le deuil total de cette séparation, même presque 10 ans après et ce mot continuait à résonner en moi comme une fatalité. J'étais toujours à la recherche d'un père et je m'attachais souvent aux pères de mes copines, et heureusement j'avais vraiment de bonnes amies. J'avais des copains de passage, sans plus. Ces hommes je les détestais, ils étaient de toute façon des « salauds » et je profitais d'eux surtout quand ils ne m'aimaient pas et à ceux qui tentaient de s'attacher à moi, je répondais par une indifférence totale ou faisais tout pour les repousser. « Elle » s'était encore retrouvée enceinte pour la cinquième fois. La petite est née en avril 1985 et décéda après 54 jours de la mort subite du nourrisson.

A partir de ce moment, « Elle » entra dans une profonde dépression, devenant encore plus violente jusqu'à se mettre à frapper ses propres enfants. Et c'est un jour où « Elle » était encore plus alcoolisée que d'habitude qu'« Elle » fit une tentative de suicide où « Elle » entra dans un mur de béton délibérément. « Elle » se retrouva à l'hôpital ainsi que sa plus jeune fille, ma demi-sœur, âgée alors de 2 ans, avec une fracture du crâne et une jambe cassée. « Elle » n'avait qu'une petite ouverture au front qui nécessita quelques points de sutures. C'est à partir de ce moment, qu'« Elle » vira définitivement notre paternel de sa vie et que lui cherchera à se rapprocher de notre mère. Un soir, il frappa à la porte de notre maison, demanda à ma mère de l'héberger pour la nuit. Ce soir-là il était tellement alcoolisé qu'il se mit à se cogner la tête dans le mur de notre salle de bains. *Comment peut-on avoir une haute estime de soi, quand on grandit avec des parents déséquilibrés ? Comment peut-on vivre équilibré quand l'enfance ne vous a pas donné les racines pour être stable ? Il faut les trouver.* Ce fut ce soir qu'il demanda à ma mère, si celle-ci était prête à le reprendre et à recommencer une nouvelle vie avec lui, mais qu'il pouvait dormir à la maison pour la nuit. Maman a eu l'esprit de répondre qu'elle ne l'aimait plus. A l'époque, maman entretenait toujours une relation avec son homme marié mais elle était sur le point de se séparer de lui et justement la présence de notre père chez nous a été le déclencheur de sa rupture.

Quant à notre père, il passa la nuit chez nous en souhaitant que ce soit la seule fois et qu'il ne revienne pas. Le lendemain matin, alors que je m'apprêtais à partir à l'université, il me dit qu'il voulait m'accompagner, tout au moins jusqu'à la porte de la fac. C'est ce qu'il fit…je ne le revis plus jamais. C'est également cette année que je coupai définitivement les ponts avec « Elle », et ses quatre enfants (mes demi-frères et sœurs). C'est à cette période aussi que je me mise à réécrire mon journal intime et à écrire de nombreux poèmes.

C'est également une période que je me suis beaucoup remis à rire et où j'étais très heureuse à la faculté et très appréciée de tous et toutes.

J'ai adoré cette période de l'université. J'y avais de nombreuses amitiés et même de très bons copains et je sortais régulièrement. J
e m'étais rapprochée de mon frère aîné qui me confiait ses problèmes, notamment celui d'aborder les filles. Il cherchait lui aussi à se faire aimer. Il cherchait une copine et souffrait beaucoup. Il cherchait des repères, il cherchait lui aussi une identité. Il a commencé à rechercher un père.
Ma jeune sœur, elle, multipliait les mauvaises rencontres et les petits délits, mais était-ce sa faute ? Elle n'avait pas du tout eu de contact avec notre père, elle ne le connaissait pas après tout. Mais en fait, j'ai le souvenir d'une sœur qui souffrait

beaucoup, pleurait et dormait dans la même chambre que ma mère. Souvent, il lui arrivait de dormir sur le pallier de ma chambre le soir quand nous étions seuls à la maison, parce que maman travaillait la nuit. Elle se sentait abandonnée…. Elle était abandonnée. Entre temps, lors d'une sortie de ma mère avec une de ses copines, elle fit la rencontre, de celui qui est toujours son compagnon, presque 30 ans après.

Quand maman l'a rencontré son visage s'est tout de suite illuminé. Lui, je l'ai tout de suite apprécié car il était bon. Il avait l'air sérieux et surtout très attaché à maman.

Avant tout... retour en arrière en 1984

<u>1984</u>

Le déménagement et les retrouvailles

Je passai mes premiers partiels de droit constitutionnel le jour de notre déménagement: c'était le 24 février 1984 que nous emménageâmes à Valenciennes. La fac n'était plus très loin de la maison et je pouvais m'y rendre à pied. Le quartier était bien fréquenté à l'époque et pourtant il y avait de nombreux travaux dans notre nouvelle maison.

Pourtant c'était agréable, de rentrer de la fac entre les midis et de se dire que nous pourrions manger à la maison. Maman était fière de s'être acheté sa maison « toute seule » comme elle disait et nous nous allions revivre en maison. La maison devait être rénovée et les travaux commencèrent très rapidement. Au départ mon frère aîné logeait dans la pièce de devant, la pièce du salon. Mon plus jeune frère et moi logions à l'étage et ma sœur et ma mère dans l'autre chambre, en attendant que soient aménagées les deux chambres du grenier. Ces deux chambres seraient attribuées à mon frère aîné et à moi-même. Mon plus jeune frère aurait la grande chambre qui donnait sur la rue, ma mère et ma sœur se partageraient la chambre donnant sur la terrasse et donc le jardin. Avec le recul, était-ce normal que ma plus jeune sœur n'ait pas de chambre et que ma mère la partage avec elle? Une maman, n'a- t-elle pas le droit à une intimité? D'autant plus que mon plus jeune frère à l'époque était pensionnaire à l'extérieur et qu'il ne rentrait que le week-end. Il aurait dû, avoir une chambre de passage. Et plus que deux années plus tard, c'est mon frère aîné qui se prit un appartement en ville, car il ne s'entendait plus avec ma jeune sœur qui lui rendait, il faut le dire, la vie très difficile. Les travaux d'électricité, de gaz, d'eau, les cloisonnements, les fenêtres à changer prirent plusieurs semaines. Et c'est début mai, que j'emménageais enfin la chambre du grenier que j'avais tapissé et repeinte avec ma mère. Je me suis tout de suite sentie très bien dans cette chambre. Elle était celle de mes souvenirs, de mes pleurs et de mes joies. L'été avait été particulièrement difficile à vivre puisque comme j'avais échoué aux examens de première année et j'avais passé tout mon mois d'août à réviser pour les examens de rattrapage de septembre. Par contre, en juillet, je suis repartie de nouveau en Espagne pour un mois complet. Je prenais la ligne internationale de bus « Eurolines » directement de Valenciennes le soir pour arriver le lendemain matin à la gare de Gérone où Montse m'attendait. Elle était venue avec son père me chercher directement à la gare. J'étais heureuse et j'oubliais tout, je savais que ce pays avait sur moi des ondes positives et je savais que j'y retrouverai les gens que j'aimais. J'avais entre-temps essayé d'oublier Pere sachant pertinemment que j'avais des sentiments refoulés pour lui. C'est lors d'une sortie en boîte que je revis

Pere. Entre temps il avait rompu avec sa copine et était de nouveau seul, moi j'avais de nouveau une liaison éphémère avec un italien Eric, que j'avais bien l'intention de « larguer » dès mon retour de vacances. Pourtant même si j'avais des sentiments forts pour lui, je savais qu'une relation était impossible entre nous et puis comme il me l'avait dit « me has rechazado » - je l'avais repoussé pour un autre », ce qui bien sûr était faux. Ainsi étions-nous tous les deux restés sur un sentiment faussé. Et puis, même si je ne m'attachais à personne, je ne souhaitais pas de liaisons avec plusieurs hommes en même temps. Une chose était sûre : lui, je ne pouvais simplement pas l'aimer car je recherchais un père qui m'aimerait. Lui, recherchait une copine. Pourtant j'avais des sentiments très sincères pour lui. Nous nous sommes croisés régulièrement à Olot, où continuait à vivre mon amie. Au bout de quelques jours après mon arrivée à Olot que nous partîmes, Montse et moi à Pals, petit village médiéval magnifique, passer quatre semaines dans la maison de son

Absent

oncle. Son oncle était le curé du village de Pals et nous habitions au presbytère. Sa maison était spacieuse et éclairée. Son oncle était d'une très grande gentillesse. Nous avons passés de longs moments avec lui et vraiment apprécié nos soirées avec lui. Quand il avait le temps, il nous emmenait visiter la région et c'est grâce à lui que pour la première fois j'ai découvert Barcelone, cette ville magique qui ne dort jamais. A l'époque Barcelone était beaucoup plus calme que maintenant mais cette ville était pleine de charme et j'en suis immédiatement tombée sous le charme. Je me souviens surtout des longues discussions avec Montse et de sa vie en Catalogne, de sa langue maternelle, celle qu'elle parlait, mais aussi de notre incompréhension de l'une et l'autre car elle ne comprenait pas pourquoi je n'acceptais pas qu'elle ne parle pas espagnol avec tous, et moi, j'étais venue en Espagne pour parler espagnol et me sentais mise à l'écart de tous. C'est d'ailleurs toujours un sujet de discussion qui me lie et me délie des catalans, même 30 ans après et malgré, entre-temps ma maitrise de la langue catalane. J'ai beaucoup évolué du fait de mes nombreux séjours à l'étranger et de ma vie hors de mon pays en ce sens, et eux sont restés dans leur pays et restent un peu en retrait par rapport à des réalités parfois bien différentes de la vie. J'ai passé quatre semaines fantastiques et c'est aussi à partir de ce moment que j'ai su que j'étais droguée de ce pays et qu'il fallait que j'y retourne. En rentrant chez moi, je me suis préparée tout l'été à mes examens de rattrapage. Ces examens, je ne les ai pas obtenus et j'ai finalement redoublé ma première année de DEUG.

Curieusement, ce doublement de classe me fut bénéfique car il me permit d'entrer en contact avec de nouveaux étudiants. Je me fis très vite de nouveaux amis et craquai presque immédiatement pour un garçon qui était devenu un très bon copain. Malheureusement, il ne partageait pas mes sentiments et jamais je ne lui ai avoué ce que je ressentais pour lui. J'avais également des « amoureux transits » comme je les appelais dont cet italien qui était fou de moi mais qui me répugnait profondément. Avec son allure de vieux garçon aux pantalons trop large et à la cravate mal ajustée, je l'imaginais dans une vie bien installée et pépère et pourtant il était très attiré par moi. Que pouvait-il me trouver de bien ? Je me trouvais moche, j'étais pourtant très mince et beaucoup de garçons me trouvaient jolie…et pourtant, j'avais une piètre image de moi-même. C'est cette année que je la revis, « Elle ». « Elle » qui m'avait pourtant fait beaucoup de mal. « Elle » était réapparue en cachette et me disait qu'« Elle » était désolée pour tout et qu'« Elle » souhaitait rentrer en contact de nouveau avec moi. Elle voulait au départ que nous nous voyions en cachette car « Elle » disait que mon père, lui ne souhaitait pas nous revoir. Du moins, il se cachait. Nos premières rencontres avaient donc lieu dans des cafés divers ou parfois même dans des restaurants.

Nos rendez-vous duraient une à deux heures. Ensuite et petit à petit, elle me fit entrer chez « Elle » les heures où mon père était absent. « Elle » avait fait bâtir avec lui une maison. Ils y vivaient tranquilles au départ. L'année 1985 va pourtant prendre un nouveau sens lors de l'échec de mes examens encore une fois et de la mort de la Sandrine.

Absent

<u>1985</u>

Mes examens et mort de la petite

J'étais en première année de DEUG et l'année se déroulait beaucoup mieux. Par contre j'étais en train de lutter sur plusieurs fronts à la maison. Maman travaillait de nuit et elle rentrait le matin, quand nous partions pour la fac.

Quand je rentrais le midi, c'est moi qui me chargeais de préparer le repas de midi pour mon frère aîné et ma plus jeune sœur. Mon frère cadet était, lui en école hôtelière et rentrait le week end.

Je me souviens de mon frère aîné qui descendait les escaliers et disait d'un air presque détaché « bon qu'est-ce qu'on mange? ». Ça me révoltait profondément et pourtant je m'exécutais.

Il attendait de se faire servir et moi je le servais comme ma mère avait servi mon père.

Je souffrais de cette situation mais je le faisais pour soulager ma mère et une fois encore, je me substituais au rôle de ma mère. Je faisais le ménage, je faisais le rangement et je faisais le repas, je rangeais la cuisine.

Quand je me suis plaint autour de moi, à des amis surtout, ils m'ont tous dit « mais à toi de dire non! ». Ils avaient raison mais c'était facile à dire quand on se sent coupable de la situation dans laquelle était ma mère. Mes parents avaient divorcés à cause de moi. Et j'étais la fille aînée de la famille et donc la « mère de substitution ». Je me souviens des samedis et surtout dimanches où maman travaillait et où je préparais les repas.

Alors, je m'évadais... et cette évasion malgré tout, je la trouvais avec « Elle ». J'avais une relation très perverse avec « Elle ». Je le reconnais. « Elle », « Elle » m'écoutait mais moi aussi. Avec « Elle », je m'évadais aussi de ma chambre qui était aussi mon refuge.

« Elle » était toujours prête à me faire plaisir, sans doute voulait-elle se racheter. C'est « Elle » également qui me paya mon permis de conduire.

Les cours avaient lieu le mardi soir et « Elle » me déposait à l'auto-école et me ramenait à la maison. Pendant des mois, j'ai caché cette relation avec « Elle » à toute la famille et puis petit à petit j'en ai reparlé et un jour je suis même partie chez « Elle » et suis tombée nez à nez avec mon père. Lui, était froid et distant, presque même arrogant.

Entre temps, « elle » venait de m'apprendre, qu'« elle » ne l'aimait plus, lui, mon père. Au contraire, « elle » voulait même se séparer de lui, parce qu'« elle » venait de rencontrer l'homme de sa vie, disait-« elle ». Cet homme était marié mais ils s'aimaient, parait-il, très fort. Cet homme était vraiment quelqu'un de très gentil et il avait également l'air de tenir profondément à cette relation. « Elle » continuait tout de même à entretenir une vie sexuelle très active avec mon père (selon ses propos directs) et c'est d'ailleurs à ce moment où « Elle » avait des relations avec les deux hommes qu'« Elle » se retrouva enceinte sans savoir qui était le père de cet enfant à naître.

De ce type de relation très malsaine, s'ajouta chez moi, ce dégoût des bébés. Je détestais les bébés et souhaitais quand je serai grande ne jamais avoir d'enfants et même au contraire me faire opérer le plus vite possible.

Pendant de longues années, j'ai détesté cette idée même d'être enceinte. Ce que je trouvais très moche. L'image de la femme était aussi négative pour moi que l'image de l'homme. La grossesse me rejetait l'image la plus féminine de la femme que je ne souhaitais pas être. C'est à cette période également que je me suis mise à m'habiller de manière très masculine et à porter des costumes.

Sandrine est née en avril 1985. Elle était adorable et ressemblait étrangement à ma sœur. Moi qui avais tenu ma sœur dans les bras durant mon enfance, je savais qu'« Elle » lui ressemblait beaucoup et en fait je me suis très vite attachée à ce petit joli bébé ... et pourtant, je ne savais pas si « Elle » était ma sœur même si j'en avais le sentiment.

Et puis, « Elle », « Elle » était très fière de sa petite, de son petit enfant qu'elle pensait qu'il était de l'homme qu'« Elle » aimait. Cette naissance accéléra certains évènements pseudo-tragiques. J'ai appris bien plus tard que cet enfant était de mon père. Un après-midi « Elle » vira les affaires de mon père de chez « Elle », lui sommant de quitter immédiatement sa maison.

Ce même soir, on frappa à la porte de chez nous et quand ma mère ouvrit, il était là, mon père devant nous qui venait chercher refuge chez ma mère. Il avait beaucoup consommé et tenait à peine sur ses jambes. Il avait demandé à ma mère si elle pouvait le loger pour quelques jours. En fait, il était en train de lui proposer de revenir vivre à la maison. Ce soir- là, ma mère ne refusa pas sa présence, mais elle comprit qu'elle ne l'aimait plus du tout. D'autant plus, que comme il avait consommé, il ne savait pas vraiment ce qu'il disait.

Par contre, je me souviens qu'il a soupé avec nous et s'est tapé la tête dans le mur des toilettes, se répétant qu'il était un minable et qu'il ne méritait pas d'être aimé. Mon père n'était que très rarement violent et encore moins avec les autres, mais il était très violent envers lui-même.

Cette nuit-là, il partagea le lit de ma sœur et ma mère partit au travail nous laissant seuls avec finalement ce père inconnu.

Le lendemain matin, alors qu'il s'était lavé et qu'il avait dégrisé tout l'alcool ingurgité la veille, il se prépara pour partir rejoindre le domicile de ses parents qui avaient enfin consenti à le reloger quelques jours. Comme je me préparais à me rendre à la fac afin d'y suivre les derniers cours avant les examens, il décida qu'il voulait m'accompagner.

Sans grand entrain de ma part, il m'accompagna à la faculté, sans doute par fierté de voir sa fille franchir les portes de l'université, alors que bien des années avant, il avait toujours soutenu que je ne ferai rien de bon dans la vie et que de toute façon, ce n'était pas trop important car j'épouserai un homme bien doté financièrement.

S'il avait su à l'époque que j'étais amoureuse d'un espagnol qui avait passé le bac et bossait déjà, que je l'aimais ainsi sans qu'il n'ait fait d'études, et que tous les autres copains de bonne situation personnelle qui m'aimaient ne représentaient rien pour moi ! S'il avait su que j'avais des ambitions ! S'il avait su que ma vie était hors de France et hors de ces frontières! Je savais qu'un jour où l'autre je partirai !

Lorsqu'il me déposa devant la fac, j'avais tellement honte de le présenter et m'éloignai de lui. Il me fit une bise et ce fut la dernière fois que je le revis....enfin presque. Au fil du temps, je développai pour lui une véritable haine et je me souviens souvent de mes propos à savoir de dire *«S'il meurt devant moi, je le laisse crever et même je l'écrase en voiture»*. Pendant des années, j'ai souhaité le faire déchoir de ses droits paternels, je me suis aussi renseignée et mise en rage à savoir, que c'était presque impossible à obtenir.

En mai 1985, la petite fut baptisée par une jolie journée ensoleillée. C'est lors de son baptême qu'une grosse crise éclata entre « Elle » et la femme de l'homme de sa vie. La femme avait bien compris que son mari avait une liaison avec « Elle » et que cet enfant était peut-être le fruit de leur union.

Le 18 mai 1985, je suis partie par un frais matin passer mes examens de droit civil. Après les épreuves et en rentrant de l'examen, j'ai eu envie de l'appeler pour avoir des nouvelles de la petite et pour aller la voir chez elle. Et c'est en sanglotant qu'« Elle » me répondit au téléphone. « Elle » ne pouvait plus me parler et passa le combiné à son compagnon. C'est lui qui m'annonça que Sandrine était morte. Elle était décédée de ce que l'on appelait à l'époque « la mort inexpliquée du nourrisson ». Le lendemain j'avais une épreuve de droit civil et je ne peux m'empêcher de pleurer. Sandrine a vécu 54 jours. Elle fut enterrée le jour de mes oraux d'examens.

Les mois passés avaient été très perturbant et quand je partis chercher mes résultats d'examen le 29 juin 1985, j'étais ajournée à 1,25 près.

Quand je suis rentrée à la maison en pleurs, je me souviens aussi de la réaction de ma mère qui à cette époque m'avait vraiment choquée.

Maman n'avait jamais été très démonstrative et pourtant ce jour-là, elle me prit dans ses bras et me couvrit de baisers, sur tout le visage.

Je me souviens qu'à 20 ans, ça m'avait profondément dégoûté et même si maman ne pensait à rien de mal, moi ça me répugnait, car jamais elle n'avait fait preuve d'un tel élan de tendresse.

Je savais que je devais repasser mes examens en 1985 et c'est une fois encore en Espagne que je suis repartie me ressourcer auprès de mon amie espagnole et ai passé comme toujours de merveilleux moments avec elle et ses amies et me préparer aux épreuves de rattrapage de septembre avec cette fois, la rage de réussir, malgré cette nouvelle épreuve de décès.

C'est cette année que je m'étais lancée dans une relation avec un asiatique de Hong Kong Steve. Je l'avais rencontré dans une boite et nous étions ensemble depuis quelques semaines. Il avait l'air sincèrement très attaché à moi et avait fait de nombreux déplacements pour me retrouver les week-end. Pourtant, moi, je ne l'aimais pas. Et au bout de 4 mois de relation avec lui, c'est moi qui aie décidé de rompre avec lui car cette relation qui ne m'avait rien apporté sauf celle d'améliorer mon niveau d'anglais, car il était anglophone. J'ai souvent pensé à mettre fin à mes jours, à prendre des cachets, à fermer la porte de ma chambre à double tours et d'avaler le tube que j'avais remonté dans ma chambre.

Mais j'ai surtout pensé à tous ceux qui seraient malheureux sans moi, alors je préférais pleurer seule dans ma chambre et mettre par écrit mes envies de suicides.

Quel dilemme ! Un père qui nous a délaissés, un sentiment d'abandon constant. Je ne m'autorisais pas à aimer, même celui que j'aimais. J'étais parait-il très jolie et pourtant je me détestais, je me trouvais excessivement moche.

Comment survivre à de telles violences psychologiques?

Mes amies, elles, m'ont toujours rattachée à la vie.

En septembre j'ai passé mes examens de rattrapage et j'ai obtenu mon année de DEUG et passai alors en deuxième année de droit.

Absent

<u>1986</u>

Mon DEUG et mon permis

C a faisait déjà un an au moins que je ne voyais plus mon père. J'étais par contre toujours en relation avec « Elle ». Ce qui ne facilitait pas la vie, au contraire. Après la mort de sa petite fille, « Elle » avait commencé à faire une dépression. L'Homme de sa vie, comme « Elle » le disait était très présent et il l'aimait à sa façon, mais je crois aussi, qu'il avait peur. Il craignait ses réactions violentes et n'osait pas la quitter. Enfin, c'est ce que je pensais. « Elle » m'avait payé le permis, et avec la voiture y compris toutes les réparations en conséquence comme étudiante, j'avais peu d'argent pour moi. Toutefois cette nouvelle liberté de conduire une voiture m'a permis d'avoir une certaine mobilité.

Ma première idée a été de rendre visite à mon amie de Laval. Je venais d'avoir le permis et j'ai appelé Estelle en lui demandant si je pouvais venir lui rendre visite.

Je suis partie le lendemain matin par les routes nationales et suis arrivée après huit heures de route chez elle. J'ai passé une semaine chez elle et y ai fait la connaissance du meilleur ami de son futur mari. Cet ami n'était pas particulièrement laid, il avait de beaux yeux bleus mais ne m'attirait pas vraiment. Lors d'une sortie avec mon amie Estelle, son futur mari et cet ami du couple et comme j'étais seule, j'ai entamé une relation avec lui. Ce que j'ignorais c'est qu'il n'avait jamais eu de copines de toute sa vie, et ce qu'il ignorait, c'est que je n'avais aucun sentiment pour lui, je voulais simplement m'amuser sans penser aux conséquences.

Aussi, en rentrant chez moi dans le nord, j'ai tout de suite interrompu la « pseudo-relation » que lui croyait sincère et il a très mal réagi. Il m'a appelée en pleurant, me suppliant de rester avec lui et même menacé de se jeter contre un mur en voiture. Il a eu beaucoup de mal à se remettre de cette rupture et moi, ça m'était franchement égal. Pourtant mon séjour chez mon amie m'avait beaucoup rapprochée d'elle et c'est elle qui vint me rendre quelques mois plus tard. J'ai adoré ma petite voiture car elle était une manière de me prouver que j'étais arrivée à un stade supérieur : prendre du recul par rapport à ma mère qui n'avais jamais passé le permis et je pouvais être plus indépendante. Pourtant cette nouvelle liberté me permettait d'aller lui rendre visite plus souvent à « Elle ». Et cette année de DEUG aurait été parfaite presque parfaite si « Elle » n'avait pas fait de nouveau une tentative de suicide, parce qu'« Elle » n'arrivait plus à être enceinte depuis le décès de la petite. « Elle » cherchait par tous les moyens à se retrouver enceinte et appelait son copain même à son bureau en lui disant qu'il était temps de venir la rejoindre car la période était propice à une nouvelle grossesse. Et à chaque déception, « Elle » se replongeait dans un verre d'alcool. Un jour alors qu'« Elle » était plus ivre que d'habitude, « Elle » me raccompagnait en voiture chez ma mère et juste après m'avoir déposée au coin de ma rue, on entendit retentir un bruit de fracas: c'est « Elle » qui venait de rentrer dans un mur avec ma demi-sœur de 2 ans. Ce n'est que quelques moments plus tard que j'ai réalisé que c'est « Elle » qui venait d'être transportée à l'hôpital. Avec le recul, j'ai dû avoir une bonne fée qui veillait sur moi, c'est malheureusement ma demi-sœur, alors âgée de 2 ans qui s'est retrouvée avec une jambe cassée et une fracture ouverte du crâne. J'en avais marre de cette vie et il fallait que j'arrête de la voir et c'est un jour que j'ai pris le téléphone et ai dit: « c'est fini, je ne veux plus jamais avoir à faire à toi! ».

Ce fut également la dernière fois que je la vis. D'une certaine manière j'étais un peu triste, un peu comme pour le « syndrome de Stockholm », le prisonnier qui a besoin de son ravisseur car un lien s'est créé. Mais surtout, j'étais triste pour mon plus jeune demi-frère que j'aimais beaucoup, mais il fallait que je coupe les ponts définitivement et qu'« Elle » sorte de ma vie et cela devait passer par une rupture rapide et définitive.

A partir de ce moment, j'ai commencé à aller beaucoup mieux. J'avais des amies très chères, Patricia et Catherine et je me rendais en Espagne par besoin. Je savais que je ne resterai pas dans le nord de la France, je savais que ma vie était à l'étranger mais il fallait que je panse mes maux par des mots. Ces mots, je les ai écrit souvent et tant mieux, car il me reste de bons écrits et de nombreux poèmes. En 1986, il est arrivé une chose magnifique pour nous tous. Nous avions un peu forcé maman à sortir de son côté et elle s'était rendue à une soirée dansante avec une de ses collègues. Comme maman avait rompu, avec l'homme qu'elle n'avait jamais aimé et cela au bout de 6 ans, je pensais que ça lui ferait du bien de sortir. Et c'est lors de cette soirée qu'elle rencontra celui qui deviendra son compagnon. Celui-ci est une des personnes que j'estime le plus au monde.

C'était un homme de bonne allure, il était veuf depuis 5 ans et c'est immédiatement que je l'ai trouvé sympathique. Mes frères ont mis plus de temps et ma sœur en avait peur au départ. Il travaillait en tant qu'agent de maitrise dans une usine, était très poli et avait l'air de s'attacher beaucoup à ma mère. Elle était tout de suite tombée son charme et sa vie s'était vite transformée. C'est également très vite, qu'ils ont décidé de partir en vacances ensemble avec nous, afin de se tester mutuellement. Avant de partir en vacances, j'ai passé mes examens de deuxième année de DEUG de droit. J'ai eu mes examens de justesse mais cette fois-ci je les ai eus, sans avoir à me présenter en septembre. Cette année s'annonçait donc bien.

Maman avait rencontré quelqu'un de bien et *surtout* de libre et elle filait le parfait amour avec lui. Je suis donc partie en vacances avec ma sœur et mon plus jeune frère, ma mère et lui. Nous sommes partis dans les Landes, c'est je crois la première année où je me suis sentie plus sereine.

Absent

J'avais coupé les ponts avec mon père,
avec « Elle », et je passais des vacances
avec celui qui deviendrait notre beau-
père. Et puis, c'est justement ce dernier
qui m'a appris à nager. Mon père ne
m'avait jamais appris à nager et maman
ne savait pas nager. Depuis mon enfance,
j'avais peur de l'eau. Je me souviens de
cette année 1975 où je prenais des cours
de natation. Mon père était pour la seule
fois venu m'accompagner pour voir
comment je nageais. Je me souviens de
cette séance où le maître-nageur m'a jetée
dans l'eau pour apprendre à plonger dans
le bassin de 3,80 mètres. J'avais pleuré et
mon père s'était moqué de moi. Depuis, je
n'ai plus jamais remis les pieds dans une
piscine aussi profonde. Nous sommes
partis trois semaines dans ce bungalow et
même si cette année-là, je n'ai pas tissé de
liens avec d'autres personnes de ce village
vacances, je garde de joyeux souvenirs
des couleurs de cette région, des parfums
de pins. Je me souviens également de nos
sorties sur Biarritz et de nos ballades à
Hossegor. Cet homme que maman
fréquentait depuis plusieurs jours me

207

plaisait beaucoup. Il était drôle, respectueux de maman et courageux de s'entourer d'enfants comme nous, tellement perturbés. Mon frère aîné avait eu beaucoup de mal à l'accepter mais après notre retour de vacances, il était évident que le compagnon de ma mère avait réussi son test de passage.

Quelques jours après notre retour de vacances, j'appris la mort de ma grand-mère maternelle. Elle était atteinte de la maladie d'Alzheimer et est décédée à 70 ans. Depuis plusieurs années elle souffrait de cette maladie et suite à un accident de la route, elle fut hospitalisée et décéda des suites de ses blessures.

Absent

<u>1987</u>

Catherine et Estelle

Depuis la terminale du lycée, je fréquentais une fille très sympathique, Catherine. Nous étions très liées l'une à l'autre et nous partagions nos déboires tant amoureux que scolaires. Elle s'était engagée dans la voie universitaire et linguistique et étudiait l'espagnol avec la conviction qu'elle irait vivre dans ce pays. Elle venait d'une famille très unie mais avait un père assez autoritaire. Elle avait peu confiance en elle et même de nature joviale et souriante, elle rêvait souvent et surtout à d'autres horizons. Elle cherchait à s'échapper. J'étais toujours surprise car moi, j'étais extrêmement mal dans ma peau et pourtant elle était encore plus mal que moi. Cependant, je savais que cette année se présenterait bien pour moi. D'abord, mon amie de Laval allait se marier et comme j'étais son témoin, je me rendrais à Laval. Je savais pertinemment que j'allais revoir ce garçon mais j'avais promis à Estelle qu'il n'y aurait aucun souci car lui serait le témoin de Philippe et moi le témoin d'Estelle. Estelle et Philippe se marièrent au début du mois de juillet. Après un mois de juin pluvieux, il fit un soleil radieux le jour J. Maman était repartie en vacances en Bretagne avec mon beau-père. Ils étaient passés par Laval et m'avaient déposé chez Estelle pour ces quelques jours. Il était prévu que j'y reste quelques jours, puis que je redescende sur Paris avec une de ses tantes. Je resterai une journée à Paris et repartirais le surlendemain dans le nord, car c'est cette même année que Catherine et moi avions décidé de partir passer toute un mois à Rosas, en Espagne. Cette perspective de passer nos vacances toutes les deux dans ce pays nous enchantait, d'autant plus que nous logions gratuitement sur place. Le mariage d'Estelle s'était bien passé, le soir j'étais à

Absent

la table d'honneur et ils m'ont même fait venir sur la scène afin de faire quelques imitations politiques comme j'avais l'habitude de les faire à l'époque. Moi, de timidité maladive, j'ai eu beaucoup de mal à faire face à ce public, mais apparemment les invités étaient ravis. Le lendemain dans l'après-midi, je pris le départ pour Paris avec l'oncle et la tante d'Estelle.

C'était une des premières fois où je me rendais à Paris. Mes parents n'avaient jamais voyagé et avaient très peu quitté la région. Je me souviens que sa tante m'avait fait visiter un peu Paris. Ils avaient un appartement en plein Paris, près de la tour Eiffel. Le lendemain matin, je suis partie manger en ville avec sa tante et elle m'a remise dans le train qui rentrait dans le nord. Quand je suis arrivée à Valenciennes, j'étais seule. Mon grand frère était à l'armée, mon plus jeune frère était en stage hôtelier dans le sud de la France, ma mère, ma sœur et mon beau-père en Bretagne pour tout le mois. Le lendemain matin, je me suis levée de bonne heure car nous devions prendre notre bus, Catherine et moi, à Valenciennes en direction de Gérone. A Gérone nous y avions réservé une voiture pour nous rendre ensuite directement à Rosas. Rosas est une jolie petite ville balnéaire de la Costa Brava, très prisée des français. C'est là que l'oncle de Catherine y avait acheté un appartement et c'est dans ce bel et grand logement que nous irions passer les plus jolies vacances de ma vie. Si j'avais su que ces vacances auraient des conséquences tellement inattendues ! Nous sommes arrivés à Gérone très tôt le matin et nous sommes rendus dans l'agence de voyage dès notre arrivée. C'est Catherine qui conduisait l'Opel Corsa pour nous rendre directement à Rosas. Il faisait un temps radieux et l'appartement était magnifique, spacieux avec une vue imprenable sur la mer. Catherine et moi avions obtenu nos licences respectives et nous étions toutes les deux en train de nous remettre en question. Elle ne savait pas quel chemin elle souhaitait prendre et moi, je savais depuis plusieurs mois que le droit n'était pas mon domaine de prédilection. Mon amour des voyages ne coïncidait pas avec le monde du droit, qui à mon avis était trop franco-français. Je cherchais l'évasion et pour l'instant, l'évasion, je la trouvais en Espagne auprès de mon amie. Catherine et moi avions décidé de voir nos amis respectifs et c'est ainsi qu'elle, elle souhaitait recevoir sa famille de Nîmes lors de leur passage à Rosas et moi j'invitai mon amie espagnole à nous rendre visite à notre appart. J'avais aussi prévu de revoir mon ami espagnol. J'avais déjà prévenu mon amie espagnole qu'elle pourrait venir nous rendre visite sur un long week-end et elle est arrivée avec son amie, que je n'avais pas revue depuis. Nous nous sommes beaucoup baladées, avons cuisiné ensemble et avons eu de nombreux fou-rires. Du fait que Catherine maitrisait également très bien l'espagnol, nous n'avions eu aucun problème de compréhension de langue. Nous avons fait de nombreuses sorties, également en voiture entre autre à Figueras, Gérone et Barcelone. Notre sortie sur Barcelone était très drôle car pour le coup c'est Catherine qui conduisait et qu'elle était paniquée. On entendait les « Pet Shop Boys – it's a sin » à la radio et à chaque fois que je les écoute, je repense à cet instant précis et à Catherine.

Le dimanche, Catherine et moi avions décidé d'inviter les parents de Montse à manger chez nous. Je me souviens d'avoir cuisiné le bœuf bourguignon et les haricots verts en fagots, d'avoir fait une entrée toute simple de tomates en paniers. Je me souviens des gros fou-rires de Catherine et de cette-là fois où le père de mon Montse a foncé tête première dans la porte-fenêtre de la terrasse. La situation était certes loin d'être amusante pour son père mais Catherine et moi avions eu beaucoup de mal à retenir notre rire, même en préparant le repas. Puis ce sont les oncles et tantes de Catherine qui sont venus nous rendre visite le week-end d'après.

Ils étaient venus en famille, nous les logions pour le week-end dans cet appart magnifique et grand. Il y avait trois grandes chambres et plein de possibilités de loger. Il était confortable, moderne et bien équipé. Au milieu de nos vacances, nous avions laissé tomber notre projet de nous rendre à Andorre, car la voiture de location était tombée en panne et nous avions du nous rabattre sur un autre type de voiture, plus spacieux mais moins facile à garer sur le petit parking de notre appartement et encore moins pratique pour les petites routes de montagne.

J'avais réussi enfin à joindre les parents de Pere. Ils étaient heureux de me rencontrer et j'avais envie de leur rendre visite et de leur présenter mon amie. Ils m'avaient prévenu que Pere ne serait pas là mais quoiqu'un peu déçue j'étais heureuse à l'idée de les retrouver eux. Un après-midi, Catherine et moi sommes parties dans la ville natale de mon ami espagnol. Ses parents étaient enchantés de nous recevoir et de nous conter leurs nombreux voyages. Ils me parlaient beaucoup de leur fils et des merveilleux souvenirs qu'ils avaient eus avec moi lors du noël 1982. Ça faisait déjà presque 6 ans. Que d'années passées ! Après ces retrouvailles innombrables, les nombreuses photos que les parents avaient montrées de leur fils, Catherine connaissait un peu plus de mon histoire. C'est elle-même qui me dit le soir même : *« Dis donc, tu ne serais pas encore amoureuse de lui ? Tu as l'air d'y tenir vraiment »*. Elle avait lu en moi. Les vacances se sont superbement terminées et ce sont des souvenirs inoubliables que j'ai de cette période. Une période où je vais bien, une période où j'étais vraiment à la recherche d'un amour véritable. Je pense que je me sentais prête à vivre quelque chose de nouveau et puis j'aimais l'Espagne. Mes amies avaient toutes réussi la licence du premier coup, et moi, je me préparais à partir à Lille en année supérieure. Je savais pourtant que ce n'est pas la carrière de droit que j'allais embrasser. J'avais eu des cours de droit international et en partant sur Lille, je pensais m'éloigner définitivement de ma ville d'origine. J'avais loué une petite chambre étudiante chez l'habitant dans le vieux centre de Lille. J'adorais cette ville et me rendre à la fac était agréable. J'y avais fait de nombreuses rencontres intéressantes. Les cours n'étaient pas vraiment passionnants mais je savais que c'était sans doute la dernière année pour moi. C'est cette année que j'ai vraiment pris conscience que je ne voulais pas continuer des études. Je n'attendais pas non plus de maman de m'aider dans mes choix, elle en était incapable mais comme je souffrais à l'époque horriblement de ce manque de père, je me suis dit que partir étudier à Lille et quitter Valenciennes pourrait être bénéfique car j'étouffais.

1988

Mon année de rupture

J'avais beaucoup pris de distance par rapport à ma mère. Simplement parce que je ne la voyais que le week-end et que la plupart du temps je sortais les fins de semaines avec mon amie Catherine. Certains week-end, je ne rentrais pas et surtout vers la fin de ma dernière année d'université, je restais sur Lille afin de me préparer aux examens ou pour suivre certaines formations.

Pourtant au début de cette année 1988 avait bien commencé. En février, à la période de la Saint-Valentin je reçus une lettre adorable de Pere qui me dévoilait à son tour ses sentiments de nouveau. Il m'avoua qu'il m'aimait toujours et cela au   bout   de   6   ans.   C'est d'ailleurs cela, qui donnait une magie à cette « relation » si particulière entre lui et moi. Il souhaitait m'avoir près de lui et était pressé de me revoir. Après un échange de quelques lettres, j'ai décidé d'aller lui rendre visite en Gérone, en octobre.

J'avais revendu ma voiture afin d'acheter un ticket de bus et avais réservé une chambre d'hôtel dans un petit hôtel simple. Il se situait dans le vieux centre magnifique de Gérone. J'avais convenu avec lui que je passerai les samedis et dimanches chez ses parents et irait pour trois jours dans l'hôtel. Le matin de mon arrivée, il m'avait demandé de passer directement à son bureau afin qu'il me conduise dans son appart, histoire de me rafraichir. Dès que je l'ai vu descendre l'escalier de son bureau pour m'accueillir, j'ai été très agréablement surprise par son apparence physique très attirante. Lui que j'avais connu en style gamin, il était devenu un joli jeune homme depuis la dernière fois où je l'avais rencontré. J'étais sous le charme. Le soir même il me récupéra en voiture afin de partir pour sa ville natale et revoir enfin ses parents que j'avais revus l'année précédente. Pour quelqu'un qui se disait avoir des sentiments sincères pour moi, il était cependant très distant. Et même lors de ces sorties du week-end avec lui et ses amis, il était très froid et me regardait à peine. Le deuxième soir et suite à un dédain évident à mon égard, d'autant plus qu'il ne faisait jamais d'effort à essayer de parler espagnol en groupe afin que je puisse participer à leurs conversations, j'explosai enfin de rage. *« Tu pourrais peut-être faire un effort pour me parler espagnol, moi je m'efforce de te parler et tu daignes me répondre, que se passe-t-il »* Il baissa la tête et continua à rester silencieux. *« Et en plus, tu me parles de sentiments, tu m'envoies une carte d'Egypte me faisant de beaux compliments et tu me dis être heureux de me revoir et finalement tu m'ignores ! Regarde-moi droit dans les yeux et dis-moi ce qui t'arrive ! »* C'est à ce moment, qu'il me dit, qu'il avait été déçu à mon arrivée et n'était plus sur de ses sentiments, bien au contraire, il n'était pas capable de savoir s'il avait des sentiments ou pas. Pour moi, c'était une douche froide mais c'était surtout une terrible déception et je me demandais pourquoi je ne pouvais pas être capable d'être aimée. Qu'avais-je de mal en moi qui repoussait les hommes ? Le problème venait de moi, je le sais, mais l'image que j'avais des hommes était trop négative. Comment était-il possible que j'aime et soit aimée ? Quelques temps plus tard, il m'annonça même que j'étais trop forte de caractère pour lui. Forcément, avec l'enfance et l'adolescence que j'avais eu, comment ne pas s'armer dans la vie ? Lui, il avait eu une enfance et une adolescence insouciante, moi j'avais dû lutter très tôt pour avoir la place que j'avais. Ce n'était pas de sa faute évidemment. Pourtant, après cette fin de semaine passée chez ses parents et notre mise au point de la veille, je n'avais qu'une idée en tête, celle de rentrer chez moi dans le Nord et de me fermer à tout jamais aux hommes, qui décidemment me polluaient la vie. Je lui avais fait part de mon envie de reprendre le bus le plus vite possible pour rentrer et pourtant c'est lui encore qui me retint, en me disant qu'il souhaitait que je reste afin de faire plus ample connaissance et semblait surpris par ma décision. Au départ, j'avais prévu de reprendre le bus, le jeudi soir et pourtant j'ai fait changer mon ticket pour le mercredi soir sans le prévenir. Les trois soirs qui suivirent étaient super avec lui, même si je souffrais de ne recevoir de sa part qu'une bonne amitié mais j'étais avec lui et en fin de compte c'est tout ce qui comptait. Je pense qu'avec le recul et sans doute à cause de son immaturité de l'époque, il ne savait pas analyser ses sentiments quels qu'ils soient. Il m'avait ramené d'Egypte un joli pendentif en argent qui ne me quittait plus depuis. Nos relations s'étaient améliorées les derniers instants mais je souffrais de cette distance et alors qu'il faisait des projets pour le jeudi soir, je lui annonçais que je ne pouvais plus rester auprès de lui puisqu' il ne connaissait pas les sentiments qui le liait à moi (ou pas) et je souhaitais rentrer pour lui laisser le temps de réfléchir. Le jeudi soir, je lui fis la bise et il me tira vers lui et me serra très fort sans avoir envie de me lâcher. J'étais bien mais aussi choquée de ce changement soudain surtout parce que je ne comprenais pas. J'aurais eu envie de l'embrasser à nouveau mais je me suis retenue en lui disant : « Tu réfléchiras à ce que tu éprouves pour moi ? », il me fit signe que oui et je montai dans le bus et n'entendis plus jamais parler de lui. Quelques années plus tard j'appris de la bouche de Montse, qu'il s'était marié, vivait toujours à Gérone et avait une fille et que son père était décédé. Moi, je rentrais en France désespérée d'avoir été éconduite de cette manière, j'étais ruinée financièrement et sans voiture. Les mecs étaient vraiment tous à l'image de mon père : « de beaux salauds ». Les autres copains par la suite vont se révéler aussi néfastes mais j'avais décidé de les faire souffrir. Tant pis pour le prochain qui se présenterait. A moi la vengeance, il en ferait les frais. Mis à part mes déboires sentimentaux, j'avais beaucoup apprécié cette année de fac grâce à l'ambiance mais je garde un très mauvais souvenir des cours par son contenu. Finalement, je n'ai même pas passé l'examen mais me suis orientée enfin vers mon choix de toujours : une école de tourisme : TUNON. L'école avait une excellente réputation internationale mais était également très chère. Je suis rentrée en septembre 1988. Tout le monde était nouveau et j'étais sûre que je m'y sentirai bien.

J'avais dû faire un prêt étudiant assez conséquent pour pouvoir financer cette année mais comme cette école plaçait son personnel à la fin des études, je pensais logiquement pouvoir rembourser mon crédit assez vite. Contrairement à ce que je pensais, cette école de prestige regorgeait de nombreux élèves de milieux sociaux modestes comme le mien. Je me suis très vite liée d'amitié avec une grande partie des élèves de la classe dont Sophie et Catherine. Elles avaient été également toutes les deux élevées sans père, ce qui bien sûr me rapprochait d'avantage d'elles. C'est à partir de ce moment que j'ai commencé à réaliser que je n'étais plus seule dans ce cas, qu'il y avait de plus en plus d'élèves dans ce cas et que je voulais quitter ce pays. Et c'est cette école qui m'en donnerait l'occasion. J'ai passé une année inoubliable chez TUNON. J'ai eu l'occasion d'effectuer de nombreux stages touristiques.

Et enfin, il y eu ce stage obligatoire de plusieurs mois. La plupart des stagiaires de l'école avaient décidé de faire leur stage en agence de voyages ou en compagnie aérienne, moi je souhaitais faire mon stage en Hôtellerie. En plus du fait que la plupart des élèves faisaient leur stage en France, Sophie et moi avions décidé d'effectuer nos stages respectifs à l'étranger, moi, en Espagne, elle en Italie.

Absent

1989

<u>Mes expériences à l'étranger</u>

L'école m'avait trouvé un stage dans un hôtel 4 étoiles de Barcelone. Ma copine d'école, Sophie, elle, avait obtenu un stage dans un hôtel de Gênes en Italie. Elle maitrisait déjà très bien l'Italien et souhaitait partir en Italie en stage. De mon côté, j'étais heureuse de pouvoir partir sur Barcelone, sauf que le problème qui restait était de trouver un logement pendant ces plusieurs mois. Maman ne pouvait en aucun cas me payer la location d'une chambre et j'étais lancée dans un crédit étudiant que je devais rembourser au plus vite. Je cherchais donc des possibilités qui me permettraient de loger chez quelqu'un en échange à l'aider dans des travaux quotidiens et de pouvoir faire mon stage la journée. J'ai donc tout de suite pensé à un job de jeune fille au pair. Je me suis inscrite dans une agence au pair et mon dossier a tout de suite été retenu. Ceci étant, l'agence ne pouvait pas m'aider directement et me suggéra de contacter l'agence à Barcelone dès mon arrivée sur place. J'ai donc pris le bus pour l'Espagne arrivant un dimanche matin. A l'arrêt du bus m'attendait le responsable de l'hôtel. Il s'appelait Pablo et était chef de réception. Il serait également mon chef pour toute la durée du stage et serait responsable de mon placement dans différents départements de l'hôtel. Il m'avait trouvé une chambre dans l'hôtel pour y passer la première nuit en me précisant qu'il n'était pas capable d'en faire plus. Ma première nuit était donc « assurée ». Le lendemain matin, je me suis présentée à la première heure à l'agence au pair de Barcelone qui, devant mon désarroi, chercha au plus vite une famille qui pourrait me loger tout le temps du stage. C'est une famille avec un enfant de 12 ans qui décida de m'accueillir. Le père de famille, Toni, était un homme d'affaire très connu à Sabadell et sa compagne, Emma, travaillait avec lui. Ils n'avaient pas d'enfants ensemble. Toni était divorcé et leur plus jeune fils Dani vivait avec eux. Son fils aîné vivait quant à lui avec sa mère. J'étais plus qu'heureuse d'être tombée dans cette famille. Premièrement ils m'avaient accueillie les bras ouverts, le jeune garçon de 12 ans dont j'avais la charge était très attachant, ayant lui aussi souffert de la rupture de ses parents, et cela me replongeait un peu dans ma propre histoire. Je me suis très vite attachée à lui, à Toni et à Emma. Avec Toni, j'avais en commun la souffrance du divorce et cette blessure constante. Nous avons beaucoup échangé à ce sujet et Emma était également très ouverte à de nombreux sujets. Emma était nettement plus jeune que lui. Lui était comme un père. Le matin, je partais en stage et l'après-midi, je m'occupais du jeune Dani. Je me sentais très bien au travail. Tout le personnel de l'hôtel était agréable avec moi. Sans doute étaient-ils contents d'avoir une française parmi eux et jamais ils ne m'ont laissée à l'écart. J'ai effectué la première partie de mon stage en Marketing, ensuite en finance puis en réception. Le midi, je mangeais avec le reste de l'équipe à la cantine des employés et je m'amusais beaucoup. J'ai eu un énorme plaisir de travailler avec eux. Je rédigeais mon rapport de stage les après-midis et le week-end. Et c'est Toni qui me corrigeait la version espagnole du rapport que je remis à Pablo à la fin de mon stage. Cette période fut une des plus heureuses de ma vie scolaire. J'avais trouvé ma voie et le pays dans lequel je voulais vivre. Montse était venue me rendre visite plusieurs fois sur Barcelone et je l'avais présentée au personnel de l'hôtel. J'étais bien et je savais que je reviendrais en Espagne quelques temps plus tard. Ce pays m'attendait. J'ai donc quitté Barcelone pour quelques semaines afin de rentrer sur Lille passer mes examens finaux. Je me souviens de nos larmes versées ensemble, Toni, Emma et moi quand ils m'ont raccompagnée à l'arrêt du bus. J'ai passé une grande partie de la nuit à pleurer en silence dans le bus.

J'avais trouvé une seconde famille !
Mieux : des amis.

Dès la fin de mes résultats et de
l'obtention de mes examens chez
TUNON, je suis toute de suite repartie
avec une très grosse valise chez Toni et
Emma quelques mois afin de les aider à
ouvrir une agence au pair qui s'est révélée
devenir plusieurs années plus tard un
négoce très prospère dans la région.
l'intention de ne plus revenir en France.
Malheureusement, ne pouvant pas loger
plus longtemps chez eux et ne trouvant
pas de logement adéquat, je suis rentrée
en France.

La fin de l'année de l'école s'est terminée
par un premier saut en parachute comme
baptême de l'air et toute la classe s'est
séparée pour toujours. Nous nous sommes
tous quittés et les promesses de
retrouvailles se sont vite évanouies.

Je suis longtemps restée en contact avec
Sophie et avec le temps, nous nous
sommes également perdues de vue,
surtout après lui avoir rendu visite à

Gênes en 1997 alors qu'elle était en train de vivre une rupture très douloureuse avec son compagnon et essayer de gérer. De mon côté comme je souhaitais de toute façon améliorer mon anglais je suis partie en Grande-Bretagne. J'ai donc déposé un dossier dans une agence de placement à l'emploi afin de travailler dans le secteur hôtelier et ai trouvé un poste de réceptionniste dans un hôtel trois étoiles à Llandudno au pays de Galles pour neuf mois. Je ne connaissais pas cette région et étais pressée d'y aller. Je me souviens de mon premier voyage pour m'y rendre. Les maisons à colombages du pays de Galles étaient magnifiques tout comme le paysage paradisiaque de cette contrée celte. Je suis arrivée dans la soirée et c'est une des réceptionnistes de l'hôtel qui attendait ma visite, qui m'a accueillie très chaleureusement. On m'a placée la première nuit dans une chambre avec une autre stagiaire. Le lendemain matin, je commençai mon poste à la réception de l'hôtel. J'avais déjà plus de 10 ans d'anglais et pourtant mes premières semaines, surtout en réception ont été très difficiles. Les gallois sont des gens très ouverts et pourtant ce pays me semblait étranger. J'ai toutefois eu la chance de me lier très vite d'amitié avec une autre française, Catherine qui faisait un stage. Nous avons passé de nombreux moments agréables ensemble, jusqu'au jour où elle a quitté la Grande-Bretagne pour rejoindre sa ville natale du Mans pour embrasser une carrière juridique. Je suis longtemps restée en contact avec Catherine avant de la perdre lorsqu'elle est revenue s'installer en Grande-Bretagne pour se marier avec un anglais et débuter une brillante carrière d'avocate internationale. Nous sommes en novembre 1989 en pleins évènements de la « chute du mur de Berlin » et c'est à partir à partir de ce moment que s'est dessinée pour moi l'envie de partir en Allemagne dès que j'aurais fini mon stage en Grande-Bretagne. Le stage devait être effectué en deux fois : de novembre à août, je le passerai au pays de Galles, à partir de septembre et pour deux mois, le stage se terminerait à Londres. A Londres j'avais eu le choix entre deux hôtels différents : deux hôtels 4 étoiles de grand standing mais un hôtel d'une cinquantaine de chambres et l'autre hôtel de 830 chambres. J'ai fait le choix de la grandeur et peut-être par la même occasion le mauvais choix, qui sait ? Mais qui aurait pu m'aider à faire le bon choix, mon for intérieur ? Au pays de Galles et lors du départ de Catherine, je me suis beaucoup rapprochée des anglais et me suis prise d'amitié pour ma chef de service de finance et comptabilité, elle s'appelait Christine et c'est elle qui m'a fait connaitre une grande partie du pays de Galles. J'y ai également fait connaissance de Ron, ingénieur de maintenance qui travaillait à l'hôtel et de sa femme Jane. Ils m'ont souvent invitée chez eux à manger et j'ai commencé à vraiment connaitre la Grande-Bretagne et puis deux autres personnes ont marqué ma période : Don et Jon. Jon a contribué à rendre ma vie très agréable, puisqu'en échange de lui donner des cours de français le mardi soir, il m'acceptait dans sa famille et me permettait de « recomposer » un semblant de famille, pour quelques heures en m'invitant à souper. Il semblait très attaché à sa femme et leurs deux enfants étaient charmants, ils paraissaient très amoureux l'un de l'autre et ils m'appréciaient énormément. Ainsi, lorsque mon amie Patricia, avec laquelle j'avais repris contact depuis plusieurs années, me demanda si elle pouvait me rendre visite au pays de Galles, c'est à eux que je m'adressai pour leur demander de la loger pendant une semaine. Jon et Lynn, je les avais rencontrés d'une manière très particulière. La ville de Llandudno était jumelée avec la ville française de Wormhout et ce jumelage était très actif. La maire de Llandudno de l'époque recherchait une française ou personne qui maitrisait le français afin de les aider à organiser une rencontre de jumelage. C'est tout naturellement que mon chef se tourna vers moi me demandant si je pouvais me joindre à leur groupe et les accompagner en France. De ce côté, il savait que ce serait une superbe publicité pour lui, pour son hôtel aussi et il m'accordait des jours supplémentaires de congés payés. J'avais eu l'honneur de représenter officiellement la ville galloise et de rencontrer tout le gratin de ma ville d'adoption mais également les politiques de la ville française avec laquelle elle était jumelée. Jon faisait partie de ce comité et c'est lors de ce voyage que j'ai eu l'honneur de le rencontrer lui et sa femme. C'est aussi à ce moment que je me suis définitivement rapprochée des Anglais qui m'avaient très chaleureusement acceptée. J'ai beaucoup appris sur le caractère anglais. Lors de ce séjour en France, j'y ai rencontré Eric, un français, membre du jumelage et au demeurant très sympathique qui a tout de suite eu un coup de foudre pour moi. Il était divorcé et a tout de suite flashé pour moi. Il était plutôt mignon, sympathique mais trop pressant à mon sens et je l'ai très vite repoussé, jusqu'à me fâcher avec lui. En fait, je me doutais que quelque chose n'allait pas chez moi : ceux qui me plaisaient ne s'intéressaient pas à moi et si le garçon s'intéressait à moi, c'est moi qui le repoussais, en fait, je m'interdisais d'aimer et je cherchais l'amour impossible. Mon deuxième problème était sans doute que je doutais affreusement de moi et que je me sentais mal aimée de tous. Ce qui traduisait simplement mon mal-être car j'étais loin d'être moche mais j'attirais les mauvaises personnes.

C'est dur de se dire qu'on ne sera jamais aimée. J'étais sûre de toute façon que je resterai seule et que je n'utiliserai les hommes, que pour m'en servir à des fins purement intéressées. Un de mes copains allemand que je connaissais d'une amie commune était venu me rendre visite au pays de Galles. Nous n'étions que copains et il avait une copine. Pourtant, la veille de repartir, il m'embrassa très tendrement en me disant que j'étais jolie, que je trouverai sans doute la bonne personne mais que lui n'avait pas l'intention de quitter sa copine qu'il aimait. *Etais-je condamnée à ce type de relation ou simplement voulait-il me protéger ? Avait-il compris que je recherchais autre chose que la relation d'une nuit?* Je crois que je faisais peur aux hommes dû à mon caractère dur et très trempé. J'étais trop forte! Mon copain espagnol me l'avait tellement répété, ça devait être vrai. Don est cette deuxième personne qui a marqué ma vie en Grande-Bretagne et c'est lui qui va y donner un tournant particulier. Je l'ai rencontré également à l'hôtel, il était responsable de la décoration de l'hôtel.

Absent

<u>1990</u>

Ma recherche paternelle

Don, n' était franchement pas beau et avait 20 ans de plus que moi. Il était lui-même en instance de divorce et était tombé amoureux de moi. Il me l'avait dit très ouvertement, rajoutant qu'il ne ferait jamais rien de mal pour me blesser, trop peur de me casser. Il me sentait très fragile, me disant que j'avais un caractère très perturbé mais que j'étais également fragile en quête d'un père. Lui-même, père d'une fille de mon âge qui avait souffert du divorce de ses parents, me comprenait. Je passais de longues soirées à discuter de ma vie et de mon absence de père. Je n'avais plus de nouvelles de mon paternel déjà depuis plusieurs années et je savais que mon père ne chercherait jamais à nous revoir.

Comme il avait disparu de la circulation, qu'il n'avait laissé aucune adresse précise, que ses parents étaient décédés, il était quasi impossible de savoir où il vivait. Un jour confiant à Don mon envie de comprendre les « pourquoi de mon mal d'aimer et mal d'être », je lui dis*: « j'aimerais retrouver mon père mais je ne sais pas comment faire »*. Il lui vint une idée super. *« Adresse-toi donc à l'armée du salut !»*. Ils sont partout dans le monde et font des recherches internationales pour retrouver des personnes proches, surtout si elles sont sans domicile. Si tu veux, je m'en occupe pour toi, je téléphone à la « salvation army » ici en Grande-Bretagne et tu leur fournis toutes les données que tu as sur ton père, ne t'inquiète pas, ils vont te le retrouver. » C'est quelques semaines après que l'armée du salut me contacta. Ils avaient retrouvé sa trace dans le nord de la France. Il errait à droite à gauche, n'avait apparemment pas de domicile fixe. Il trainait à heures fixes dans un café et l'armée du salut m'avait proposé d'écrire une lettre à ce café et en précisant que le gérant lui remettrait en mains propres à la prochaine occasion. Dans cette lettre, j'avais simplement mentionné que je souhaitais le revoir et discuté du *« pourquoi ? »* Quelques semaines suivantes, je reçus une lettre de mon père. Il ne se confiait pas vraiment mais ne parlait vraiment plutôt de lui et de sa nouvelle vie. Il vivait avec une femme beaucoup plus jeune que lui. Elle était handicapée physique et était à ses côtés. Lui qui pendant de nombreuses années n'avait pensé qu'à lui, il avait décidé de ne s'occuper que des autres. Il savait que cette femme l'aimait beaucoup et lui éprouvait beaucoup de tendresse mais ne recherchait pas l'amour avec elle. Il me parlait de sa petite maison et me demandait de me donner de brèves nouvelles de lui. Sa lettre était froide et distante et ne faisait apparaître aucun sentiment. Il la signait par « Ton père J. » *Comment pouvais-je oublier son prénom ?* Ce qui a plutôt eu l'effet d'une déception de ma part. Comment pouvait-il marquer « ton » père alors qu'il y a longtemps qu'il ne m'appartenait plus.

Lors d'une visite d'une semaine chez ma mère, je tombai par hasard sur lui dans Valenciennes. Je ne me suis pas approchée de lui ce jour-là, je crois que j'ai eu peur ou *étais-je simplement lâche comme lui?* Je ne sais pas mais lui non plus n'a pas essayé de s'approcher de moi, pourquoi ne l'a-t-il pas fait ce pas ? *Cela aurait-il changé le cours de mon existence ?* Je ne sais pas, mais je ne l'ai plus jamais croisé nulle part dans le Nord. Je n'ai pas non plus cherché à le revoir. Tous me disaient de faire un premier pas vers lui surtout le jour où j'aurais des enfants. Je n'ai jamais voulu. Pour moi, il était mort définitivement.

Absent

Septembre 1990

Déceptions sentimentales

J'avais tiré un trait sur mon père définitivement et sur les hommes en particulier. Depuis Septembre 1990, j'étais partie sur Londres et vivais dans une collocation avec des anglais, allemands, danois, hollandais et irlandais. Je travaillais dans un grand hôtel londonien, le Tower Hotel situé près du Tower bridge et devais y rester jusqu'en novembre.

Le premier jour d'arrivée à l'hôtel, j'avais fait connaissance d'un groupe d'étrangers comme moi qui débutaient leur formation. Parmi ce groupe, un jeune grec, beau, brun ténébreux, qui me fixait avec insistance. Il arrivait tout juste d'Athènes, il parlait très bien anglais et nous avons très vite sympathisé. Il avait, tout comme moi été affecté à différents services de l'hôtel afin de connaitre tous les métiers de la profession hôtelières. Nous nous croisions pendant les pauses. Le soir, je logeais à l'extérieur de l'hôtel dans une maison assez grande et très agréable, à l'est de Londres, à *Stepney green* dans le quartier indien de Londres. J'avais une chambre que je partageais avec Allison et sur le palier il y avait un allemand Michael, de Hambourg, et Lene, une danoise très amusante. Ensemble, nous avons fait les quatre cents coups. Et puis, un soir ce collègue grec m'invita à boire un verre avec lui et j'acceptais car j'étais seule. Apparemment, il se sentait seul très loin de sa famille et moi je recherchais un peu de tendresse ou tout au moins une épaule. L'épaule de réconfort je ne l'ai pas trouvé avec ce garçon de fort caractère comme moi-même. Il m'a ouvertement draguée et comme il était beau, brun aux yeux noirs et me rappelait étrangement mon ami correspondant espagnol, je me suis laissée draguée pour ne pas être seule dans cette grande capitale anglaise. Nous avons pas-

sés les jours suivants tous les deux et à
chercher à nous connaitre un peu mieux,
moi mal dans ma peau, je ne souhaitais
qu'une chose en fin de compte – quitter ce
pays! Fuir…une fois encore. Aussi lorsque j'ai rompu avec lui trois semaines
après car je ne voyais aucun avenir commun, il n'avait pas eu l'air affecté. Ce qui
m'a renforcée dans l'idée qu'il cherchait à
ne pas être seul à Londres, ni moi non
plus d'ailleurs. Pourtant, c'est quelques
semaines plus tard que je fis la connaissance de Steven.

C'était un bel anglais, grand et très élé-
gant. Il n'était pas vraiment mon type
mais je l'avais rencontré à une soirée et il
avait très vite craqué pour moi. Par
contre, il était très mystérieux. Il ne parlait jamais de lui et de sa famille. Je ne
connaissais même pas son nom de famille
mais savait simplement qu'il était trader
dans une banque anglaise. Pourtant au
bout d'un mois de liaison et alors que
j'étais toujours avec lui, j'ai quand même
décidé de quitter la Grande-Bretagne pour
rejoindre Patricia, mon amie d'enfance à

Paris. Patricia m'avait dit que je pouvais venir sur Paris chercher du travail mais au bout de 2 semaines, je savais que je ne voulais pas rester en France. Je garde malgré tout un excellent souvenir de Londres, de cette ville grouillante de monde, de cette capitale passionnante mais surtout de mes sorties le soir avec mon groupe de copines et de cette « auberge espagnole » créée par toutes ces cultures différentes dans lesquelles je me sentais à l'aise. Et après un bref retour chez moi et une visite éclair de quelques jours de Steven, qui attaché à moi était venu me rendre visite, je n'entendis plus jamais parler de lui.

Voulais-je me prouver que je pouvais recevoir quelqu'un à la maison? Avais-je eu un comportement trop empressant vis à vis de lui? Ou un caractère trop fort comme je l'avais trop souvent entendu? Ou avait-il tout simplement eu peur? Je ne l'ai jamais su. Après plusieurs entretiens dans des sociétés françaises et un rendez-vous à l'ANPE, plutôt déprimant je me suis décidée de partir comme fille

Absent

au pair en Allemagne. Je ne connaissais pas ce pays et surtout ne parlais pas la langue. Ce serait donc un vrai défi de m'y rendre et surtout parce que j'avais fait un trait sur ma vie passée et les hommes rencontrés. Je voulais repartir sur de nouvelles bases. Je suis arrivée le 22 février 1991 à la gare de Francfort. Il y a maintenant 26 ans.

Absent

<u>1991</u>

20 années en quête d'une histoire paternelle

La rencontre de ma vie

Ma famille au pair avait déjà accueilli de nombreuses filles au pair dont Marisa, une jeune italienne qui travaillait depuis en Allemagne. Elle m'avait vite intégrée à son groupe d'amis mais ne parlant pas allemand, je suivais les conversations très passivement et surtout avec un air relativement détaché. Par contre, je me suis tout de suite sentie à l'aise dans ce pays. Ses amis parlaient tous anglais mais essayaient de me parler allemand, afin de pourvoir très vite m'adapter à la langue. Je me suis inscrite à l'école populaire de langue allemande « Volkshochschule », ce qui me permettrait d'apprendre les rudiments de l'allemand. J'étais très motivée et c'est très vite que j'ai rencontré de nombreuses étudiants comme moi et fraichement arrivés de leurs pays respectifs. Le 4 mars 1991, Marisa m'avait conviée à une journée pour jouer aux cartes entre autre chez un ami. Et c'est ainsi que j'ai fait la rencontre d' Holger. Il était sympathique, portait une barbe et des lunettes, châtains aux yeux bleus et pas vraiment mon genre d'homme. Pourtant il s'est approché très vite de moi pour essayer de m'adresser la parole. Il y avait tellement d'arrogance dans sa voix que je l'ai détesté d'emblée. Il avait dit la phrase que je ne voulais pas entendre: « quand on vit ici, il faut apprendre l'allemand »! C'était évident pour moi, et je me donnais beaucoup de mal pour suivre ces conversations mais je parlais à peine. » Et puis, c'est Marisa qui m'a dit que je lui avais tout de suite plu. Nous avons quand même essayé de parler en anglais et à la fin de la soirée, il m'a proposé de sortir avec toute sa bande d'amis la semaine qui suivait. A l'époque je vivais à Francfort avec ma famille au pair et lui dans un petit village au nord de Francfort. Pendant la semaine nous sommes sortis en groupe et le dimanche 17 mars il m'a proposé que nous sortions à deux au cinéma. J'avais entre-temps commencé à l'apprécier et j'avais un sentiment bizarre envers lui. Physiquement il n'était pas mon type d'homme, d'un autre côté son caractère tendre, intéressé et sa manière douce de parler me plaisait. Il me mettait en confiance. Le soir où il m'a embrassée la première fois après la sortie du cinéma, j'ai pensé « lui, je le veux pour la vie! ». Nous avons eu beaucoup d'étapes à franchir dans la vie et j'ai beaucoup parlé de ma vie, il m'a beaucoup appris. Lui venait d'un univers tout autre, avec des parents mariés depuis plus de 40 ans et il était encore innocent du monde.

Après une déception amoureuse et une longue histoire, il est également tombé très vite amoureux de moi. En 1993, nous avons emménagé ensemble. Nous avons appris à nous connaître et nous apprivoiser. Il connait bien sûr mon caractère, mes défauts, ma sensibilité et il a su me garder et m'accepter telle que je suis. Nous nous sommes mariés en 1998 et notre premier garçon, Cédric, est né la même année. Notre second fils Mathis est né en 2004. Holger est la personne la plus gentille, tendre et compréhensive que je connaisse et c'est pour cela que je l'aime. Il ne m'a jamais jugée, critiquée. Il n'a jamais eu peur et m'a sauvée.

Il m'a donnée une vie équilibrée justement parce que lui est équilibré. Il a construit pour nous deux une histoire et je ne le remercierai jamais assez. Il est mon histoire et depuis que je l'ai rencontré, je ne suis plus en quête d'une histoire paternelle.

Absent

Et aujourd'hui ?

265

Aujourd'hui

Avec ma famille, j'entretiens une bonne relation. Je vois peu ma mère et dû à sa maladie, elle commence à ne plus savoir se repérer. Elle oublie parfois que je vis en Allemagne depuis plus de 20 ans. Elle est toujours avec son compagnon, qui est comme un père de remplacement, même s'ils n'ont jamais décidé de faire vie commune, ils sont ensemble depuis 28 ans et mon beau-père et ma mère s'aiment toujours. Il compte énormément pour moi. Mon frère aîné vit loin en Vendée et je le vois peu mais on pense l'un à l'autre et c'est très bien ainsi. Il s'est marié et mène une vie stable et tranquille comme professeur de mathématique, il a réalisé son rêve de faire bâtir sa maison et est fier de sa réussite. Il a beaucoup souffert aussi. Lui, contrairement à moi, avait repris contact avec mon père.

Mon plus jeune frère s'est également marié et est père de deux enfants, il s'est également acheté sa maison et a fondé sa propre famille. Lui, qui était sans doute celui qui ressemblait tant physiquement que de caractère à mon père, lui par contre n'a jamais essayé de le revoir. Il l'a détesté du plus profond de lui. J'aime beaucoup mon frère mais j'ai une relation distante avec lui. Sans doute à cause de la distance et de nos caractères diamétralement opposés.

Par contre j'ai un rapport très proche avec ma sœur que j'aime le plus au monde, elle le sait, nous nous le sommes redit récemment. Et sa fille est comme la fille que je n'ai pas eue. Ma soeur a beaucoup souffert de cette absence de père mais a su construire une relation externe et neutre avec lui. Elle m'a avoué récemment qu'elle avait toujours eu peur des pères de ses copines d'enfance. Pour elle, ils représentaient le mal, le père qui fait mal. Elle s'est toujours tournée vers des hommes plus âgés quand elle avait des relations. Elle s'est beaucoup battue dans la vie et son combat elle est en train de la gagner. Elle est parvenue à tisser de nouveaux liens avec lui. Et puis, elle qui avait quitté l'école à 16 ans pour une vie errante, elle a repris des études à 36 ans et obtenu son master en 2014. Elle a travaillé à un poste-clé dans une association connue en France dans notre ville natale. Maintenant, elle est consultante et elle vient de s'acheter une maison et a rencontré l'homme de sa vie. L'avenir lui dira si c'est lui ou pas, et le bonheur est toujours fragile. En tout cas elle revient de loin et je suis fière d'elle. J'ai retrouvé un de mes demi-frères, celui qui était aussi mon préféré. Il a quitté le nord et s'est construit une vie à Barcelone. Il a une compagne adorable et très aimante. Il a su aller de l'avant même s'il n'a pas eu la présence paternelle. Il me répète souvent que toute façon il n'a pas de souvenirs de lui, donc il ne souffre pas. Par contre, « Elle », je ne souhaite jamais la revoir., ni non l'autre frère et sœurs, pas par méchanceté mais parce que nos vies n'ont pas à se croiser de nouveau et parce que je ne partage aucune histoire avec eux. Mon père ? En décembre 2008 à la veille de Noël et le sachant condamné par un cancer des ganglions, j'ai décidé de le revoir et c'est le 24 décembre 2008 que je suis allée lui rendre visite chez lui, à son domicile. Je ne l'avais pas revu depuis plus de 20 ans et du fait de sa maladie, il était très amaigri et n'était plus l'image du père que je gardais. C'était un vieillard meurtri et il faisait de la peine.

Le 28 décembre il entrait dans le coma et le 3 janvier 2009, il s'éteignait après de terribles souffrances. Mon frère aîné l'a veillé jusqu'à son dernier soupir, mon plus jeune frère est resté aux côtés de ma sœur jusqu'au dernier moment. Je crois que mon père avait inconsciemment attendu que je vienne lui rendre visite pour qu'il s'en aille. J'avais enfin fait le deuil de ce père absent et cette mort m'a apaisée.

Maintenant, je lui donne un statut, il n'est

plus le père qui nous a abandonné, c'est un père décédé donc qui ne fera plus de mal autour de lui. Mes deux gamins avaient appris à le connaitre et je pense que lui, les a beaucoup aimés. Il n'a pas joué son rôle de père mais je pense qu'il a été un merveilleux grand-père. J'ai toujours mon amie Estelle à mes côtés depuis plus de trente ans. J'ai revu Sophie, mon amie de Gênes qui est restée là-bas. Elle est même venue avec son compagnon en septembre 2013 nous rendre visite. Elle aussi est fière de voir ce que j'ai réussi à construire. L'an dernier, j'ai revu mon amie Montse après ne nous être pas revues depuis 25 ans. Elle est toujours pareille et nos retrouvailles ont été grandioses. Nous nous sommes retrouvées comme il y a 25 ans. Elle est toujours très centrée sur sa vie, car elle n'a malheureusement pas construit de vie sentimentale et n'a jamais eu d'enfants, elle est donc égocentrique, restée très attachée à ses parents et sa famille. Holger a eu l'opportunité de la rencontrer cet été 2013.

En 2011, j'avais aussi souhaité retrouver la trace de Pere et je l'ai retrouvé grâce à internet et aux réseaux sociaux. Lui aussi cherchait également indirectement à retrouver ma trace, nous avons correspondu quelques temps et nous nous sommes revus aussi en juin 2013. Ce fut un moment très intense pour lui comme pour moi. Depuis, il a divorcé, a une charmante fille âgée de 10 ans. Son père est décédé il y a quelques années mais j'ai eu la chance de revoir sa maman en été 2013, et ce moment était également très fort, en souvenirs et en sentiments. Avec lui en particulier, nous avons commencé à construire une relation amicale et il est devenu mon meilleur copain. Je l'aime beaucoup et il le sait. Il fera toujours partie de ma vie car il est le commencement de mon histoire en Espagne. Je lui ai présenté mon mari et mes enfants et le courant est passé très vite. Mon mari est un homme extraordinaire et Pere, une personne extraordinairement ouverte au monde. Comme je l'ai souvent répété à mon mari : « C'est un garçon super que j'apprécie énormément et son amitié m'est importante. Tu verras Pere est un homme bien ! » Et j'ai la chance d'avoir un mari super généreux et merveilleux. Une personne manquait afin de boucler la boucle de ma vie : Catherine. J'avais perdu sa trace depuis nos vacances en Espagne. Elle avait rompu avec son fiancé de l'époque et avait fait une formation de tourisme, espérant retourner en Espagne. C'est là que j'ai perdu sa trace. Pendant plus de 5 ans, j'ai essayé de retrouver par le biais d'Internet son adresse. J'ai même tenté d'écrire une lettre à l'oncle de Rosas espérant qu'il trouverait le temps de me répondre. Me souvenant que sa sœur s'appelait Claudine et qu'elle aimait les animaux, j'ai tenté un numéro par hasard dans le sud de la France. Début 2014, j'ai appelé ce numéro et suis tombée sur sa mère. Catherine est décédée en 2005 à 41 ans de la suite d'un cancer du sein qu'elle avait depuis l'âge de 33 ans. Catherine a réalisé son souhait de vivre son « rêve d'Espagne ». Elle y a vécu une partie de sa vie et est rentrée s'installer auprès de ses parents jusqu'à sa mort. Catherine aurait eu 50 ans, le 29 février 2014. Je l'ai enfin retrouvée. Elle repose en paix dans le sud de la France. Et puis j'ai également réussi à retrouver Toni, qui lui aussi fait partie de mon histoire, il est un père mais avant tout un ami, avec lequel j'ai beaucoup partagé. Je le reverrai très bientôt et ce moment je l'attends avec impatience.

Et moi ?

Holger et moi nous nous connaissons depuis plus de 25 ans, 1991, année de mon arrivée en Allemagne. Nous vivons ensemble depuis 21 ans et sommes mariés depuis 1998. Nous avons accompli notre rêve de nous acheter une maison dans la banlieue résidentielle de Francfort. C'est notre maison et j'ai tout fait pour la décorer afin de nous y sentir bien et afin qu'elle nous ressemble.

J'avais toujours le souvenir de n'avoir jamais osé faire venir de copines à la maison ou très peu, simplement par honte. Maman n'avait jamais, aussi par manque de temps, veillé à ce que notre maison soit agréable à regarder. Nous avons deux merveilleux enfants et travaillons tous les deux, lui en tant que chef de projet.

Holger est docteur en Chimie. C'est un bosseur et un fonceur aussi. Nos enfants sont bilingues. Ils grandissent dans une famille liée, financièrement à l'abri du besoin, avec un père et une mère très proches de leurs enfants et très aimants. Les enfants connaissent mon histoire et même s'ils ne s'imaginent pas ce que peut-être souffrir d'un manque de père, ils pensent que j'ai dû souffrir de ce manque.

Ils sont très proches de leur papa qu'ils adorent. Il est là et il est présent. Ça me fait toujours drôle de prononcer ce mot « Papa », quel grand mot, quand on ne l'a pas dit ! Et je m'attendris à chaque fois que je vois cette relation complice entre le papa et nos enfants.

Cédric, notre fils aîné est entré en section « lycée » et a choisi le français en première langue « étrangère ». Il maitrise déjà l'Anglais, le Français et l'Allemand et a appris l'Espagnol. Il semble attiré par les matières scientifiques et souhaiterait s'orienter vers ce type d'études. Il est un adolescent comme les autres mais très raisonnable. Il a réalisé un rêve que j'aurais aimé réaliser : partir en échange scolaires aux USA.

Et maintenant il part au Japon dans une famille japonaise pour des cours intensifs

Mathis, notre fils cadet est entré dans un collège allemand dans la section classe de français. Il est très technique et semble doué pour la création. Il se voit déjà architecte ou ingénieur aérospatial. Je suis extrêmement fière de mes enfants. Quant à moi, j'ai bien évidemment appris l'allemand dès mon arrivée sur le territoire et en moins d'un an. Après avoir débuté dans les ventes internationales dans une agence intérimaire qui m'a permis de rentrer dans la multinationale du secteur IT et la référence de l'Allemagne « SIEMENS » où j'étais chef de produit marketing international, j'ai quitté la multinationale en 2009 et travaille depuis dans un gros groupe bancaire français en tant que consultante marketing et export. J'ai fait de nombreuses formations en marketing dont deux en communication visuelle et d'illustration graphique. Je n'ai jamais arrêté de travailler même après la naissance de mes enfants.

C'était une condition sine qua non de continuer à travailler et même dans un pays où l'on attend de la maman qu'elle reste à la maison le temps d'élever ses enfants. J'ai voulu échapper à cette règle, ce qui m'a valu de nombreuses critiques parmi les mamans allemandes et de ma belle-famille. J'ai tout de même imposé mes choix et les ai assumés jusqu'au bout. J'ai fait mes formations alors que mes enfants étaient encore très jeunes, mon fils aîné avait 6 ans et mon cadet était bébé. Je travaillais 30 heures par semaine et le soir je révisais. J'ai eu la chance d'avoir à cette période un mari qui m'a épaulée dans mes choix et je l'en remercie pour tout. Je suis fière d'avoir en moins de deux ans fait une formation qui en général dure plus de deux ans, surtout alors que j'étais salariée et avais un bébé à la maison. Je parle huit langues dont cinq couramment en autre le catalan. Je me suis lancé le défi il y a un an d'apprendre le catalan et de le maitriser un an plus tard. Pari gagné ! Je suis capable de m'exprimer dans la langue d'Antoni Gaudi, de lire et d'écouter les journaux et d'avoir des discussions politiques avec mes amis en Espagne sur l'indépendance de la Catalogne. J'ai également repris des cours de russe et espère atteindre un niveau correct d'ici peu. J'ai toujours cette passion effrénée des langues. Cette passion m'a poursuivie depuis que j'ai appris l'anglais. Cette passion est née avec moi et cette passion partira avec moi. C'est cette passion qui m'a permis de trouver du travail. Bien évidemment, ce n'est parce que je parlais les langues que le poste m'était acquis mais surtout parce que je maitrisais telle ou telle langue que j'ai trouvé ce poste. Mon poste actuel, j'ai eu la chance justement de le trouver grâce à ma maitrise courante du français et de l'allemand. L'Allemagne m'a permis de me construire un avenir différent justement parce que je recommençais sur de nouvelles bases. C'est en Allemagne que j'ai appris le monde du travail, c'est en Allemagne que j'ai rencontré l'homme de ma vie, celui qui partage mes joies et mes pleurs depuis plus de 20 ans. C'est là que j'ai appris l'informatique, c'est ici encore que je suis devenue propriétaire et que j'ai même appris à danser.

Je suis parfois en désaccord avec ce pays de caractère froid et difficile à vivre parfois. Mais aurais-je eu une vie plus simple en Espagne voire en France ? Je n'ai jamais vraiment envisagé de rentrer en France et encore moins dans ma région d'origine mais finir mes jours en Espagne avec Holger ? Oui, c'est un de mes buts avec Holger et les enfants évidemment. Quand et comment, je ne sais pas mais je sais que cette magnifique région qu'est la Catalogne m'appelle.
Additif: depuis la fin de l'écriture de mon livre, j'ai eu la chance de rencontrer une personne super qui m'a aidée à me libérer

de mes « vieux démons familiaux » et de les traiter afin d'en sortir sereinement. Je me suis réconciliée « mentalement » avec mon père et je peux dire maintenant que je n'ai plus de haine et même que je lui pardonne. Je suis une personne apaisée et maintenant en phase avec mon passé.

J'aime mon père et je pense que s'il n'était pas décédé, j'aurais essayé de rebâtir quelque chose de nouveau avec lui.

2014

Questions d'une journaliste fictive posées lors d'une interview fictive.

🖊 20 années en quête d'une histoire paternelle

Interview

Bonjour, merci de prendre le temps de nous accorder une petite interview suite à la sortie de votre livre en 2014.

D'abord Pourquoi ce livre et surtout pourquoi maintenant ?

« J'approche de la cinquantaine et finalement j'ai déjà passé plus de la moitié de ma vie en Allemagne et je ne compte pas ma période en Grande-Bretagne et en Espagne, ni non plus mes nombreux voyages à l'étranger. Je pense que c'est normal au milieu de sa vie de faire le bilan. Ces dernières années temps, j'ai eu des problèmes personnels, notamment la perte de mon emploi et la perte de confiance en moi. Par dépit et par pression, j'ai accepté de reprendre un poste nettement moins qualifié. Ce poste a simplement été une horreur. J'y ai été humiliée, mise sous pression, le chef était un despote qui m'a beaucoup rabaissée et mis en doute mes compétences professionnelles.

Il me rappelait mon père par son comportement de macho. J'ai été harcelée moralement jusqu'à en tomber malade. Très éprouvée, j'ai démissionné et me suis dit que c'était à moi de faire le vide de cette période. J'ai beaucoup discuté avec une de mes amies, naturopathe, qui m'a dit que je n'avais jamais réglé mon problème paternel et qu'il fallait que je mette enfin sur papier cette période qui me faisait mal « celle de mon enfance et de mon adolescence ».

De plus, elle me disait qu'il était enfin temps que je me libère et que d'une certaine façon, j'avais indirectement provoqué cette vie, en laissant « une porte ouverte ».

Est-ce une thérapie que d'avoir mis sur papier votre recherche d'une histoire paternelle ?

Non seulement plus qu'une thérapie, ce fut surtout une véritable torture. A chaque fois que j'avançais dans l'écriture, je souffrais car je faisais ressortir des moments très douloureux. Ces moments, j'en avais besoin pour pouvoir les soigner. Je me suis beaucoup inspiré de la méthode BSFF – Be set free fast (Libère-toi rapidement). Cela consiste à refaire jaillir des émotions ou des peines enfouies dans l'inconscient et de les traiter efficacement en se disant – c'est bon pars en paix et laisse-moi ! C'est le passé ! Donc oui, ce livre a été une véritable thérapie. D'un autre côté, ma première thérapie a été de reprendre contact avec mon père en 2008, de lui écrire en lui demandant « Pourquoi ? ». La thérapie a pris une forme concrète quand il m'a écrit une lettre (en première partie du livre) où il me disait qu'il m'aimait et qu'il s'excusait. Lorsque je l'ai revu fin décembre juste avant sa mort, ça m'a fait du bien d'y aller. Cette démarche, je l'avoue, était purement égoïste, car ce qui m'intéressait était de me soigner moi, plutôt que de le revoir. Et quand il est décédé quelques jours plus tard, je me suis dit : « C'est bon, il peut partir et moi je suis en paix avec moi-même ». C'est le 3 janvier, jour de sa mort que j'ai retrouvé mon histoire paternelle. Et ce livre a mis sur papier cette histoire.

Quel regard posez-vous sur votre expérience ?

Assez mitigé, j'ai longtemps souffert de ne pas avoir grandi comme les autres enfants, d'autant plus que tout est douloureux dans mon histoire. Ces silences, ces absences, ces non-dits, ces refus et cette souffrance constante de ma part. Mais je ne peux pas changer le cours de mon histoire, mais j'ai appris à vivre avec, à l'apprivoiser. Jusqu'à présent je me suis sentie victime, ce que j'étais, bien entendu, mais surtout, cette expérience m'a appris à lutter très tôt et à me forger très tôt un caractère de lutteuse.

Je suis une battante et j'ai une envie de réussir énorme, je passe au-dessus des obstacles et je ne renonce jamais. Pourtant, il y a toujours en moi, cette personne meurtrie à la recherche d'une vie de petite fille que je n'ai jamais eue. Cette enfance, elle me manque mais je vis avec ce manque et j'assume. Maintenant, je vis en paix avec mon passé et surtout j'apprends à m'aimer.

Quel regard posez-vous sur votre mère et votre père?

Mes sentiments sont mitigés et recèlent un peu de tout : tristesse, de la rage, du dédain mais aussi du détachement.

<u>Tristesse</u>, car ma mère que j'aime a toujours été absente et c'est ce qui ressort tout le long de mon livre. Elle était présente matériellement car elle travaillait pour subvenir à nos besoins, elle travaillait la nuit pour pouvoir nous permettre de ne manquer de rien. Malheureusement, elle n'était sentimentalement jamais présente. Pas un câlin, pas une bise, pas un « je t'aime ! ».

Quand je pense aux nombres de fois où je le dis à mon mari et mes enfants, ça me rend triste qu'elle n'ait jamais su nous le dire pour nous rassurer.

Rage, parce qu'elle jamais pu prendre ses responsabilités de femme et m'a impliquée alors que ce n'était pas à moi, sa fille de 12 ans, de régler ses problèmes de couple. Elle a transféré sur moi ses attentes et m'a imposé indirectement de prendre part à son conflit. Je lui ai longtemps trouvé des excuses prétextant qu'elle était mal et dépressive ? Et moi ? J'étais une enfant et je n'avais pas à être mêlée à son histoire. Pour mon père et pour « Elle », je n'ai que de l'indifférence. Il a été très lâche. Tout n'a été que mensonge et il n'a même pas été capable de nous expliquer pourquoi il partait. Notre enfance et adolescence n'a été faite que de tromperies, de niaiseries et irresponsabilités vis-à-vis de nous. Lui, il nous a abandonné. Il n'a même pas cherché à se rapprocher de nous, même en tant qu'adulte et n'a même pas, ne serait-ce que financièrement été capable de donner une aide à maman. A cause justement de cela, maman a dû travailler les nuits pour gagner plus. Et nous, nous étions seuls la nuit dans ce grand appart. Je me doute que quand maman partait le soir, elle devait avoir le cœur lourd de nous laisser seuls à la maison. Surtout que ma sœur était encore une jeune enfant. Comment a-t-il pu laisser ses enfants dormir seuls le soir, alors que lui était dans un appartement douillet et bien au chaud ? Je ne trouve même pas de réponses à ces questions. Il n'y en a pas de réponses. Ça devait être ainsi.

Vous avez une relation particulière avec celle que vous nommez tout le long de votre livre « Elle ». Votre relation semble assez incohérente avec elle ?

Incohérente ? Quand « Elle » est arrivée chez nous, « Elle » était pour moi un cadeau, une grande sœur et comme maman n'était jamais présente, je me suis beaucoup rapprochée d'elle. En fait, je recherchais toujours de la tendresse et des câlins et « Elle », elle savait les donner les câlins. « Elle » m'écoutait toujours et était généreuse avec moi. J'ai commencé très tard à prendre de la distance vis à vis d'« Elle », quand « Elle » a commencé à être destructive et violente pour mon équilibre, déjà très fragile, il était trop tard. Quand j'ai commencé à la revoir, c'était parce que je l'aimais toujours au fond et qu'« Elle » m'apportait ce que maman n'était pas capable de m'apporter : cette tendresse, cette présence. En fait, « Elle » était une sorte de drogue et j'ai eu beaucoup de mal à me détacher d'« Elle » et de prendre du recul. Maintenant, comme pour mon père, « Elle » m'est indifférente sans haine.

Comment a réagi votre entourage à votre projet d'écrire un livre ?

Mon mari a été surpris par ma démarche et ne s'attendait pas que j'aille jusqu'au fond de mon cheminement. Par contre, il m'a épaulée car il connaît mon histoire. Il ne connaît évidemment pas les détails et m'a dit qu'il ferait un effort et lirait mon livre, bien qu'il me dise que ça le toucherait forcément. Il m'aime et pour cette raison il avait peur que ce livre me déstabilise d'avantage. Ma sœur est au courant et a trouvé l'initiative super. Elle m'a tout de suite encouragée dans ce sens. Elle partage la même histoire que moi mais pas au même moment, puisque 9 années nous séparent. Elle a donc une autre histoire. Elle a eu la chance de faire une thérapie et d'avoir été suivie par un psychiatre, sinon elle ne s'en serait pas sortie seule. Moi, je n'ai pas été suivie à l'époque et ce livre a fait ressortir énormément de blessures profondes et enfouies mais elles étaient utiles et il le fallait. Maintenant je les soigne en les affrontant dignement. Comme le dit souvent ma sœur, j'ai eu la chance de trouver le partenaire qui m'a permis de construire une histoire sentimentale. Mon mari est quelqu'un de tendre, romantique et aimant.

Aviez-vous parlé de votre vie avec vos enfants auparavant ?

Oui. Bien sûr. Mon fils aîné surtout car

même si je n'avais pas de contacts avec mon père, je n'ai jamais interdit à mes enfants à avoir un contact avec lui. D'ailleurs j'ai souvent dû expliquer avec des mots d'enfant pourquoi je ne souhaitais pas le voir et pourquoi il m'avait fait mal. Mon plus jeune fils a, à 10 ans beaucoup plus de mal à comprendre la vie que j'ai eu. Il comprend le mot divorce car certains élèves de sa classe sont issus de parents divorcés mais le compagnon de ma mère est leur « papi » et ne comprend pas toujours qu'il n'est pas mon père. Ils ont peur bien évidemment que leurs parents divorcent mais comme tout enfant d'ailleurs. Comme quoi, un divorce est toujours une blessure à vie et je ne pense pas qu'il y ait de divorce heureux. Mes enfants sont fiers d'avoir une maman écrivain.

Vous avez maintenant une famille, quelles valeurs essayez-vous de transmettre ? Et quelles erreurs ne souhaitez-vous ne pas transmettre ?

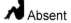

D'abord, je veux transmettre des valeurs de respect mutuel et de non-mensonge, quand quelque chose ne va pas, on se le dit en famille et chacun joue son rôle, on ne triche pas. Même avec mon mari, nous n'avons pas de secret et quand un problème nous pèse, on en discute. Et puis, on ne mêle pas nos enfants aux problèmes d'adulte. Nous essayons toujours de les mettre à l'écart. Même quand j'ai perdu mon travail en 2009, nous avons essayé de dédramatiser la situation. Nous essayons de rester équilibrer et d'être soudés et nous nous disons « je t'aime tous les jours », nous sommes très câlins l'un envers l'autre. Nous responsabilisons nos enfants mais nous les laissons rester des enfants et avancer à leur rythme. Par contre nous ferons tout pour leur offrir la sécurité affective et financière. Et ils savent qu'ils peuvent compter sur nous. Nous les guiderons dans leur vie. En gros, je suis très fière de ma famille, de mon mari, de mes enfants et de ce que nous avons construit ensemble.

Comment vous voyez-vous maintenant et comment voyez-vous votre avenir ?

Je suis beaucoup plus sereine maintenant et surtout je suis fière de moi. J'ai beaucoup appris, je me suis beaucoup battue mais j'ai la rage de vivre. Je n'ai pas tout à fait perdu mon manque de confiance mais j'y travaille. Quand je vois autour de moi, des amis, connaissances qui sont nés avec beaucoup moins de difficultés, je les plains tout de même car le revers de la médaille arrive aussi et j'ai peur pour certains d'entre eux. Quand je pense à mon ami espagnol, il vivait dans un environnement plutôt protégé mais ces dernières années, il a vraiment beaucoup souffert et il n'était pas sans doute pas préparé. Moi, je pense être préparée à beaucoup de drames, bien que l'on ne puisse pas se préparer à tout. Je pense surtout que je minimise beaucoup les problèmes de chacun. C'est parfois à deux tranchants car des problèmes qui peuvent me paraitre anodins peuvent se révéler dévastateur pour d'autres. Je vois mon avenir merveilleux comme il l'est maintenant. J'espère bien sûr continuer mon histoire d'amour avec mon mari jusqu'à ce que la mort nous sépare. Je souhaite à mes enfants également de réussir leur vie sentimentale et affective, quelle qu'elle soit. Je souhaite continuer à vivre cette grande aventure sentimentale avec ceux que j'aime et le plus longtemps possible.

Votre parcours est très positif et fait comprendre qu'il ne faut jamais abandonner, quelles leçons positives tirez-vous de votre histoire ?

Il n'y a aucune fatalité dans la vie et on ne doit pas forcément reproduire le scénario des parents. Tous mes profs m'avaient prédit un avenir manuel et plutôt sombre. Presqu'aucun de mes profs n'a cru en moi. C'est particulièrement vrai en ce qui concerne le collège. J'ai été humiliée et vexée souvent par les professeurs mais réussir a toujours été mon moteur.

Quand je regarde les sites de recherche d'anciens camarades de classe, et que je retrouve des camarades, de bonne famille à l'époque, et que je vois ce qu'elles sont devenues (ou pas), je suis fière de mon parcours. En fait, c'est le message que je veux faire passer. Quand on vient d'une famille unie et aisée, on a forcément de meilleures bases pour débuter sa vie d'adolescent et d'adulte mais aucune garantie au bonheur. La vie que j'ai eue a été très formatrice et si elle peut aider d'autres personnes à se battre, alors tant mieux. Et le plus important c'est que j'ai appris à m'aimer et à aimer l'enfant intérieure que je suis.

Merci pour cet entretien

Poèmes choisis

Absent

ESPOIR NOUVEAU

Les plus grands vœux du monde ont
fait de moi l'esclave des mots

Une parole, une seconde, une terre
des désirs les plus chauds.

Mon cœur noyé de tes larmes s'est
fermé à ton regard

Tes yeux sont maintenant des armes
que même pas l'amour ne déclare

Tes sentiments vains et inoffensifs
donnent à mon cœur un sens
inexpressif

Ta main chaude et fiévreuse rend ma
main blême et vaporeuse

Ta bouche, ton sourire, tes cheveux
caressent la ligne de ma vie.

Pourtant je ne bouge pas, pas même
ne souris

Tout aurait pu être merveilleux.

Ton corps, ta beauté sans pareil, le
profond de mon cœur laisse croire.

Que même si pour moi cela était cruel pour me séduire, il pourrait y avoir de l'espoir

L'inconnu dans ce domaine n'a pas d'importance et tout maintenant me laisse soupçonner

Que ton caractère dénonce l'inconstance mais que je t'aime plus que je ne l'espérais.

4.6.1983

Absent

POEME DE CATHERINE POUR
MUMU:

Aussitôt dit, aussitôt fait, voici le poème
qui t'es dédié
Rempli d'amour et de tendresse
Peut-être y trouveras-tu de la maladresse
Mais le message qui doit te rester
Est celui d'une grande amitié

Douce et tendre amie
Je mets dès maintenant au défi
La personne qui viendra aujourd'hui
Rompre une amitié infinie

Car d'emblée elle se verra maudite
Et je le sais à tout jamais bannie
Car l'amitié est pareille aux champs de
blé
Aussi beaux chaque année
Aussi éclatants sous les vents
Même s'ils sont bousculés de temps en
temps

Je t'imagine au temps des chevaliers
N'est-ce pas donc cette image qui te
sied ?
Dans ce monde où tu n'as pas ta place
Car pour toi tout n'est que de glace

Amie de toujours, amie fidèle
Ta beauté a franchi les frontières
Et ton nom aura le goût du miel
Pour celui qui brisera les barrières

Un jour tu deviendras reine
Parée d'or et d'argent
Ce n'est peut-être pas pour maintenant
Mais tu seras la plus belle des merveilles

Et tu t'envoleras
Comme le font les oiseaux
Quelque part où personne ne saura
Où tu as décidé de guérir tes maux

Et de l'aurore jusqu'au crépuscule
Tu chercheras et trouveras encore
Ce que beaucoup écrivent en lettre d'or
Car toi jamais tu ne recules

Amie Fidèle, amie de toujours
C'est ce sentiment bien plus fort que l'amour
Qu'avec toi je partage chaque jour

Catherine LUPION décédée en 2005 à 41 ans.

RUPTURE

L'amour, expérience indéfinie du temps, mélancolie d'un automne endormi, flots de paroles insensées que l'on se murmure un été.

Amour et épée enfoncée, glaive dans une peau blessée, flot de mon indifférence, pour moi, aucune importance

Saison morte, où va la pluie ? Soudain s'ouvre une porte, tous mes amis sont là,

Anecdote et Amour, amour neuf et vieilli de mon adolescence

Qui me regarde ? Qui me guette ?

Vie comblée, vie choyée, amour : importance de la vie.

Un poignard dans le cœur, et adieu au bonheur

Tout est parti : et la vie, et l'amour, seul reste à ma mémoire, un baiser furtivement volé et un soupçon d'espoir.

22.2.1983

DIVORCE

Une rupture sans doute et soudain c'est la loi, où chacun se dégoute en se montrant du doigt

Hypocrisie certaine, pourtant l'enfant est là

On lui fait de la peine mais le divorce fait foi.

On se dispute la garde devant les avocats, et l'enfant qui regarde déchiré par la loi.

Ensuite les dimanches deviennent des rendez-vous

On prend une revanche car l'enfant est à soi

Ainsi est le divorce et le couple s'oubliera

Pourtant cette vie atroce…Cette enfant : c'était moi

31.5.1987

REFLEXIONS

Mais que va-t-il advenir de ma vie ?
La mort peut-être déjà me suit
Mon destin est sans doute un long
parcours
Surement encore loin de l'amour
Peut-être que ma vie
Est un très long voyage
Et que tout sera fini
Quand j'aurai enfin déposé mes bagages
Ma vie n'est peut-être qu'une incertitude
Une vie triste et pleine de déceptions
Oui elle était le prélude
Dans une mort qui arrivera pour de bon
Quand je me repenche en arrière
Mon passé était noir
Vain et sans espoir
Et mon futur est semé de barrières
L'amour ne fut que l'éclair
D'une femme qui est morte
Le deuil va me porter
Comme l'amour m'est mystère
Ô toi désespoir
Ô maudite souffrance
Je n'ai plus d'espoir
Pour tout à quoi je pense
Sinon à quoi bon vivre
Quand on est inutile

De la vie, certains sont ivres
De tout, moi je suis trop fragile
Je ne crois plus en rien
Ni en moi, ni en l'amour
Ce monde m'a été vain
Et je vais le quitter pour toujours.

10.6.1983

PETITE FILLE

Petite fille tranquille
Tes poupées abandonnées
Ton regard immobile
Dans cette triste vérité
Petite fille qui grandit
A la recherche d'un ami
Appelle à la confidence
D'une nouvelle existence
Ton premier amour enfin
Tes premiers gros chagrins
Cette idée d'inconnu
Ne t'effraie même plus
Ton premier baiser
De ce garçon qui te l'a donné
Tes premiers sentiments
Ou ton mécontentement
Une main posée
Un souffle, un murmure,
Ton corps mouvementé
Pour que cette minute dure
Petite fille en silence
Ce garçon te déchire
Les murs de l'enfance
Qui maintenant vont mourir
Petite fille dans ce monde
Tu ne te reconnais pas

Et cette vie féconde
Ne t'enrichit même pas
Petite fille les regrets
De partout t'assaillissent
Mais il ne faut pas s'armer
De sentiments trop tristes
Et un jour tu es femme
Mélancolie d'un passé
Le futur est infâme
Mais il faut l'accepter
Petite femme tu erres
Pour trouver ton métier
Un jour tu deviens mère
D'un joli petit bébé
Tu te sens vieillir
Et tu regrettes le passé
Mais ton enfant à venir te le fera oublier.

27.11.1983

LIBEREE

C'est au quart de ma vie
Que soudain j'ai compris
Que j'étais libérée
De mon malheur passé
Soudain m'est apparue
Une voix que j'ai crue
Moi, je désespérais
Et pleurais mon passé
Je me suis mise à rire
Et chanter tendrement
Mon père m'a fait souffrir
En jouant l'indifférent
C'est maintenant alors
Qu'il me tend une main
Et qu'il me répète encore
Qu'il faut vivre pour demain
Mon passé : je le pleure encore
Même si maintenant il est mort
Car au creux de mes soupirs
Il reste mes souvenirs

22.10.1984

VOUS MES PARENTS

Vous mes parents
Vous que j'aimais tant
Vous avez tout détruit
Vous avez pris ma vie
Vous qui m'aimiez, je pense
Vous étiez mes confidences
Vous m'avez fait souffrir
Vous veniez m'envahir
Moi, je vous écoutais
Moi, je vous croyais
Moi j'étais innocente
Moi, j'étais trop confiante
Moi qui vous aimais tant
Moi qui vous enviais tant
Vous, Monsieur mon père
Je vous en veux maintenant
Vous êtes ma misère
Et ma haine également
Vous, madame ma mère
De vous j'ai trop souffert
Que vous ne m'aidiez pas
Je vous somme de partir
Je ne veux plus souffrir

6.3.1982

POUR TOI (de Brigitte)

Je connais une fille
Que le malheur ne s'est pas contenté
d'effleurer
Alors qu'elle vivait comme toutes les
filles de son âge une vie sage et ordonnée
Ses parents sont partis faire leur vie
chacun de leur côté et elle s'est retrouvée
seule devant la dure réalité.
Ainsi elle a vécu un peu comme une bête
cherchant de l'amour, des amis.
Un jour vers un garçon, elle s'est tournée
espérant trouver quelque chose de gai, un
sentiment plus vrai.
Mais ce garçon s'est moqué de cette fille
et l'a repoussé.
Et elle a dû revenir à la dure réalité. Elle
est si fragile et si gentille. Elle parait
toujours si souriante que nous les filles
nous sommes ses amies, ses confidentes,
la fin de ses soucis.
J'espère que tout ce qu'elle a vécu, elle
pourra l'oublier et qu'elle aussi elle
rencontrera quelqu'un qui lui donnera
l'amour dont elle a toujours manqué.

25.3.1983

MA CAGE DOREE

De ma cage dorée
Un jour je partirai
Car j'en ai plus qu'assez
De n'être pas aimée
Ils ne connaissent qu'un mot
N'ont pas de sentiments
Ils ne voient que l'argent
Pour eux le reste est faux
Pour eux, l'amour est mort
Alors vive la richesse
Moi, je sais qu'ils ont tort
Ils n'ont pas de tristesse
Cette cage dorée pourtant je l'ai aimée
Mais je n'attends qu'un jour
Celui où je la quitterai
Malgré l'amour que j'ai pour eux
Mais moi, je sais toujours qu'ils ont tort.

Novembre 1982

Absent

JE SUIS PARTIE

De ma cage dorée
Un jour je suis partie
Seule et désemparée
J'ai revu mes amis
Partagée entre deux mondes
Tous deux très différents
J'aimerais en une seconde
Rassembler mes parents
Ce rêve est impossible
Puisque l'amour est mort
S'il leur en reste encore
Tous ceux sont irascibles
Non, ne m'ennuyez plus
Vous êtes des égoïstes
Vous n'avez pas voulu
Savoir que j'étais triste
Maintenant vous êtes morts
Partis de ma mémoire
Malgré mon désespoir
J'ai de l'amour encore
Pour vous, j'étais toujours
Une poupée, un portrait
Maintenant le fil des jours
N'a pour moi nul attrait
Tu m'as donné trop d'argent
Je n'en voulais pas tant
Que l'argent que j'aurai
Sera celui que je gagnerai.

Partie de chez mon père le 23.1.1982

MA VIE

Ma vie a commencé
A la fin d'un été
J'avoue que cette vie
Je ne l'ai pas choisie
Déjà petite j'étais
Par ma mère délaissée
Par mon père ignorée
Et j'ai beaucoup pleuré
Un coin de bonheur dans ma vie
Ce prénom c'est Dany
Elle arrive chez moi
Elle conquiert mes parents
Mais me prend mon papa
De mon côté j'essaie de remonter la pente
La guérison est lente mais j'y arriverai
Après ce long divorce, j'ai appris à comprendre
Que la vie est atroce et qu'il faut se défendre
Mais un jour je suis partie
Vivre chez Dany
Mais rien ne va plus
Je ne suis pas perdue
Mais j'attends d'être libre
Et enfin de vivre.

Novembre 1982

RÊVERIES

Ce rêve impossible
Devient réalité
Cette âme si sensible
Est ici pour m'aimer
Ces lèvres, si sublimes
Veulent déjà m'embrasser
Ce corps si intime est prêt à m'accepter
Pourtant je ne suis rien
Ni une fleur, ni un mot
Je ne suis pas mannequin
Ni sorcier, ni devin
Je suis là devant toi
Et toi tu me souris
Seul le son de ta voix me fait rire et je ris
Tu me parles, je t'écoute
Je suis paralysée
Mes larmes gouttes à gouttes
Retombent sur mon nez
Tu t'approches, tu m'enlaces
Tu me prends dans tes bras
Et soudain tout s'efface
Seul tu comptes pour moi.

28.2.1983

SOUVENIR

Est-ce que tu te souviens de ces longues
promenades
A deux mains dans la main et cette
sérénade
Nous nous aimions je crois
C'était me semble-t-il
Quelque chose de toi
Et le temps qui défile
Tes baisers passionnés
Je les ressens toujours
Longtemps je t'ai aimé
Est-ce que la fin d'un amour
Pourtant tout nous sépare
Une fille t'a enlevé
Pour toi, c'est un départ
Moi, c'est désespérer
De mon côté j'essaie
De vivre loin de toi
Mais je n'ai pas cessé de repenser à toi
Toi tu n'oubliais pas
Ces si beaux jours à deux
Tu ne pensais qu'à moi
Tu étais malheureux
J'ai fait le premier pas et notre amour
revit
Personne ne le brisera quand nous serons
unis   **28.11.1981**

SOLITUDE

Aujourd'hui je me sens seule au monde
Sans parents sans amis
Et pour moi chaque secondes
Parait une année qui s'enfuit
Sans compréhension aucune
Sans chaleur affective
Sans amours aucunes
Un vide qui m'entoure
Sans impression de vivre
D'être heureuse vraiment
Une impression de survivre
Grâce à l'argent, l'argent
Je me sens inutile
Je me sens trop fragile
Du haut de mes dix-sept ans
En me retournant sur mon passé
Je revois mes parents
Qui, je le crois s'aimaient
Maintenant, je sais que leur amour est
mort
Et s'il leur en reste encore
Ils ne pourront se l'avouer
Je me sens seule au monde
Sans aide, je suis perdue Ô maudit soit ce
monde Dans lequel je ne me plais plus.

17.12.1982

UNE VIE NORMALE

J'aimerais une vie normale, Une vie régulière
Pas une vie marginale, Une vie de dame fière
J'aimerais croire en l'espoir, Pour moi d'un nouveau matin
Laisser mon désespoir, S'envoler très loin
Pourtant rien de cela, N'existe au fond de moi
Et ma vie de bohême, Se mêle à mes problèmes
J'aimerais croire en l'amour, Infiniment présent
Je voudrais croire toujours, A mes rêves d'enfants
Mais pourtant tout me fuit, Cet amour que j'attends
Et rien ne me sourit, Ni la vie, ni le temps
Je suis dans un gouffre profond, Entourée de barrières
Et où les sensations, Se mêlent à la lumière, Il y a sans doute de l'espoir, Dans ce monde où tout s'enfuit
Et je pourrais y voir, La fin d'une longue nuit,. Mais ce jour est bien loin, Et ces mots résonnent chez moi,   Comme un lointain destin.   **1982**

SANS PÉRE

J'aimerais un père
Qui me prendrait par la main
Qui calmerait mes misères
Et me dirait à demain
Un homme plus précisément
Que j'appellerais papa
Et me dirait tendrement
Je t'aime ma fille tu vois
Quelqu'un avec qui parler
Qui me prendrait par la taille
Qui viendrait dans mes batailles
A chaque fois me repêcher
Il serait mon chevalier
Combattant tous ces méchants
Je n'aurais pas à lutter
Il serait prince charmant
Mais bien sûr mon père n'est pas
Une image il est pour moi
Et il est de par la loi
Un père déchu de ses droits
Et le père n'existe pas
Je ne l'appelle pas papa
Et tout au fond de moi
Toujours il me manquera

1987

SONGE ET RICHESSE

Cette nuit, j'ai fait un songe, Où j'étais
une reine
Mais c'était un mensonge, Qui m'a fait de
la peine
Mais ce vœu de richesse, Etait pour moi
en fait
Un manque de tendresse, Qui pourtant
parfois s'achète
J'ai fait un autre songe, Où j'étais une
dame
Ce fut un beau mensonge, Dont je portais
la flamme
Mais ce vœu de futur, Je l'ai cherché sans
cesse
Car ce qui me torture, C'est toujours, ce
manque de tendresse
Aujourd'hui je fais un songe, Où je suis
une enfant
Mais quel dur mensonge, Car je suis sans
parents
Cette envie de jeunesse, Reste pour moi
en fait
Un manque de tendresse, Qu'il faudra que
j'achète, Au prix d'une amitié, Que j'aurai
mérité.st-ce plein de tendresse, Marquera
pour toujours La fin de ma jeunesse, Et la
naissance d'un amour   **1.1.1987**

Absent

ELLE S'APPELAIT SANDRINE

Ce poème est dédié à Sandrine, bébé disparu à
l'âge de 2 mois. La petite fille que j'ai adorée
est morte maintenant. A ma façon, je veux à
présent lui rendre hommage l'hommage qui
lui est dû. Elle était si belle, elle s'appelait
Sandrine.

Les murs du silence
Se sont soudain refermés
Et je t'ai vue ainsi
Fermer tes yeux à jamais
Ton corps froid et immobile
Je l'ai cent fois regardé
En ta mémoire, petite fille
Je t'ai souvent pleurée
Mes si joyeux souvenirs
Ont été à tes côtés
Tu as été le bébé
Que je ne pourrai plus tenir
Tu as comblé ma vie
Toi qu'au début j'ignorais
Maintenant tu es partie
Il est trop tard pour pleurer
Petit bébé tranquille
Maintenant tu guides ma vie
Jolie petite fille
Je t'aimerai à l'infini.   **9.12.1986**

NOTRE AMOUR

L'amour c'est un idéal qui se
concrétise
C'est une vie qui change et qui
soudain s'anime
L'amour c'est un rêve qui se
matérialise
L'amour c'est toi, ton corps, ton
visage sublime.
Aimer c'est penser à toi des journées
entières
C'est se dire que ta vie est liée à la
tienne
C'est paraitre à ton bras, aussi
heureuse que fière
Aimer c'est donner sa joie et cacher sa
peine
Etre aimé, c'est savoir que tu ne
penses qu'à moi
C'est ressentir ta joie quand je te
regarde
C'est toujours te prouver que j'ai
besoin de toi
C'est t'entendre me confier des secrets
que je garde.

1.11.81

Absent

LE PROCHAIN AMOUR

Le prochain amour sera pour moi la prochaine défaite.
Je sais déjà sans savoir ton prénom que je serai ta prochaine capture
Je sais que ce prochain amour
Ne vivra pas jusqu'au prochain été
Je sais déjà que le temps des baisers
Pour deux chemins ne dure qu'un carrefour
Je sais que ce prochain bonheur
Sera pour moi la prochaine des guerres
Je sais déjà cette affreuse prière qu'il faut pleurer quand l'autre est vainqueur.
Je sais que ce prochain amour sera pour nous de vivre un nouveau règne dont nous croirons, tous deux, porter les chaînes.
Dont nous croirons que l'autre est le velours
Je sais que ma tendre faiblesse
Fera de nous des navires ennemis. Mais mon cœur sait : des navires ennemis partant ensemble pour pêcher la tendresse.

1.11.1981

TABLE DES MATIERES

C'EST AUSSI L'ANNÉE OÙ J´ÉCOUTE…

<u>1972:</u> Sheila et « *Comme les rois mages* », à chaque fois je repense à « Elle » car « Elle » était fan de Sheila. Mike Brant et Claude François et la musique de *« Popcorn »* et Michel Fugain *« Une belle histoire »*

<u>1973:</u> Jean-Michel Caradec *« Ma petite fille de rêve »*, et *« La maladie d'amour »* de Michel Sardou, j'avais son CD, Patrick Green et Olivier Lejeune: *« Pot pour rire - et « Avec les oreilles Mr le président »*, j'adorais les différentes chansons sur le disque.

<u>1974:</u> Dave avec *« Dansez maintenant »*, Annie Cordy, Michel Delpech *« Le chasseur »* que j'apprenais en cours de musique, Claude François et *« le téléphone pleure »* car la fille avait mon âge. <u>1975:</u> Dave *« Du côté de chez Swann »*, « Vanina », Joe Dassin et *« l'été indien »*

(à la piscine), Nino Ferrer le sud, Jean-Claude Borrely « *Dolanes Melodie* » que je jouais à la flûte.

1976: Dalida « *J'attendrai* » que j'avais appris à la flute, Brotherhood of man (qui m'a permis dem'intéresser à l'Eurovision), Jannette « *Porque te vas?* musique du film « Cria cuervos » (qui m'a donné l'envie d'apprendre l'espagnol) et « *Allez les verts* » pour Saint-Etienne qui rencontrait le Bayern en finale.

1977: Laurent Voulzy, Gérard Lenormand, et Marie Myriam qui gagna l'Eurovision cette année-là.

1978: L'année de GREASE ainsi que toutes les chansons de l'album que j'ai acheté, Claude françois et « *Magnolia for ever* », Michel Sardou « *En chantant* » à chaque fois je repense à mon père.

1979: Patrick Hernandez « *Born to be alive* » car nous étions réveillés tous les matins au VVF de Colleville sur mer par les animateurs, les BEE GEES « *Trage-*

dy et Heavens », et *« YMCA »* des Village people, et Billy Joel « Honesty »

<u>1980:</u> Jean Schultheiss *« Confidences pour confidences »,* il ressemblait à mon père physiquement, petit et barbu, Bugles et les pink floys « another brick in the wall » car c'est en Angleterre que je les ai entendu pour la première fois. France Gall et « il jouait du piano debout » car « Elle » aimait France Gall.

<u>1981:</u> Herbert Leonard *« Pour le plaisir »,* Michel Sardou « Etre une femme » car j'écoutais ca au Lycée et Kim Carnes avec « Bette Davis'eyes » car mon frère aîné était fou d'elle et pourtant il a épousé une brune aux yeux noirs, comme quoi…

<u>1982:</u> FR David « Words ». Un français qui chantait en anglais et comme j'achetais OK Age tendre à l'époque,

je connaissais le texte de la chanson. Le groupe Imagination, j'avais leurs chansons sur mon Walkman. Et trio, le groupe allemand. *« Da Da Da »* ce sont aussi des chansons espagnoles comme le groupe Mocedades *« Amor de hombre »* et Ana Belen *« Planeta agua »* car Pere m'avait fait toute une cassette de chansons espagnoles.

<u>1983:</u>   C'est Captain Sensible avec *« WOT »* et Culture Club que j'avais écouté en Discothèque en Espagne pour la première fois, c'est également la vague de la chanson italienne romantique: Richi e poveri, Albano et Romina Power, Toto Cutugno, Eurythmics avec *« Sweet dreams »* que mon plus jeune frère écoutait en boucle des heures entières sur la chaine Hi-Fi..

<u>1984:</u> C'est Aha *« Take on me »,* et le début d'une grande histoire d'amour avec le groupe jusqu'à leur séparation en 2009, c'est évidemment toutes les chansons de l'album Thriller de Michael Jackson et les chansons du TOP 50 crée et présenté par Marc Toesca.

<u>1985:</u> C'est Balavoine, Etienne Daho, Goldmann, Mylène Farmer, mais aussi Al

Corley *« Square rooms »* car c'était l'acteur de la série Dynastie que je suivais, chanteurs sans frontières et USA for Africa car Mikael Jackson apparaissait.

<u>1986:</u> Le groupe Image et *« les démons de minuit »* et Europe *« the final countdown »,* mais aussi Balavoine, Mylene Farmer et biensur Aha *« Stay on these roads »*

<u>1987:</u> C'est Elsa *« T'en vas-pas ! »* car la chanson parle du divorce et elle me touchait à chaque fois » C'est surtout aussi Mecano, groupe espagnol extrêmement connu et pour lequel j'étais allée au concert deux ans plus tard avec Toni et Emma.

<u>1988:</u> Ce sont une grande partie des Hits du top 50. Ce sont aussi mes meilleures années en chansons depuis 1984 et je les réécoute toujours aujourd'hui : Et il y a Etienne Daho et ses 33 tours que j'écoute tous les jours, surtout avec la chanson *« Heures hindoues »*

1989: Eros Ramazotti en Espagnol *« Asi son los amigos »*Sinead O' connor *« No-thing compares to you»*

1990: C'est le CD de « Pet shop boys » que j'écoute en boucle

1991: C'est mon premier film en allemand « Der mit dem Wolf tanzt » et ma première chanson allemande *« Münchner Freiheit – Ohne Dich »,* C'est Holger qui me la chantait et je trouvais cela tellement romantique.

C'EST AUSSI L'ANNÉE OÙ JE REGARDE …

1972: Ce sont pour moi des séries comme *« Colombo »*, *« les gens de Mogador »* ou *« la demoiselle d'Avignon »* avec une Marthe Keller magnifique à qui je souhaitais ressembler plus tard et qui tombe amoureuse du prince. C'est également l'année où je découvre la série *« le sixième sens »* avec Gary Collins et nous passions nos après-midi à trembler devant la télé. C'est l'année où je regarde ma sorcière bien-aimée et rêve comme toutes les petites filles d'avoir une maman magicienne.

1973: Arsène Lupin, le plus grand des cambrioleurs avec le générique de fin interprété par Jacques Dutronc, *« L'Ile mystérieuse »,* série basée sur le roman de Jules Verne, Anna et le roi avec Yul Brunner dans le rôle du roi dur au cœur tendre. Je rêvais devant les robes à cerceaux d'Anna. C'est également l'année de la série « Les champions ». Série que je rejouais l'après-midi avec mes frères, dans le parc près de chez nous.

<u>1974</u>: Kung-Fu avec l'acteur David Carradine qui prônait la défense par la non-violence.
Et je découvrais la série *« Les brigades du tigre »* et ce générique : M'sieur Clémenceau !

<u>1975</u>: L'homme invisible qui retirait son masque pour devenir invisible, c'est l'époque à laquelle je commence à regarder des feuilletons policiers comme Starsky et Hutch et leur voiture rouge à bandes blanches. Et pour terminer, c'est cette année que débute la série *« La planète des singes »* avec les premiers masques créés à cet effet et très réalistes. Je me souviens que cette série me faisait peur, à imaginer

que nous puissions vivre dans un tel monde. C'est également la série Michel Strogoff qui m'a marquée parce que j'avais lu une grande partie des romans de Jules Verne dont celui-ci.

1976: Cette année, je regardais la série « *Le riche et le pauvre* » suivie des « *Héritiers* » qui retraçait l'Histoire de Rudy Jordache et de son jeune frère. Je me souviens surtout de le criminel Falconetti qui avait perdu un œil lors d'un combat. Je regardais également les drôles de dames et le Charly invisible dans la série. « *Le prisonnier* » avec Patrick Mc Gohan, prisonnier dans « le Village ». Je suis allée en 1990 lors de mon année au Pays de Galles visiter Portmeirion, lieu de tournage de la série. Et c'est l'année où je regarde « *l'homme qui valait trois milliard* » et « *super Jaimie* ». Mais c'est surtout lors de l'hiver 1976, que je découvre la série « la petite maison dans la série » qui passe pendant les vacances de noël et m'identifie très vite à Laura Ingalls, petite fille espiègle et casse-cou. Je regarde également « *Sandokan* »

1977: le lancement de l'émission « *Les visiteurs du mercredi* » et pendant le programme, on passait à la télé « *Barbapapa* » avec ce père très protecteur pour ses enfants et des parents aimants et attentifs aux besoins de leur progéniture. Cette année

1978: C'est la série « *Autobus à impérial* » qui, diffusée lors des Visiteurs du mercredi, m'a beaucoup plue, tout comme le dessin animé « *Waldo Kitty* » que je regardais avec mon frère aîné. La série qui m'a toutefois le plus marquée est « *Cosmos 1999* » avec Martin Landau et Barbara Bain. La lune déviée de son orbite avait quitté sa trajectoire et l'équipe scientifique était ainsi condamnée à vivre sur la base lunaire Alpha. Mon frère aîné et moi, nous étions construits des aigles en carton de la série. Cette année-là je regarde également la série « *Racine* » qui retrace toute l'histoire d'Alex Haley et de son premier ascendant en Amérique, Kunta Kinté. Quelques années plus tard, c'est au Lycée que je lus son histoire en anglais.

<u>1979</u>: Je regarde les premiers dessins animés Manga comme « *Goldorak* » qui apparaissent à la télé. Et une série française des 400 coups de Virginie avec ma grand-mère quand je dors chez elle, certaines nuits où maman travaillait. Et l'homme d'Atlantide apparait à la télé pour la première fois et un Patrick Duffy qui deviendra célèbre grâce à la série « *Dallas* »

<u>1980</u>: C'est chez mon père et « Elle » que j'ai découvert la série. Mon père était un fervent admirateur de JR et voulait à tout prix lui ressembler. Cela ressemblait à l'image de l'homme

tout- puissant et plein d'argent que mon paternel aurait voulu être. Je regardais également la série HULK, ce commun des mortels qui se transformait en monstre lors de ses crises de colère.

<u>1981:</u> Magnum et Tom Selleck dans sa célèbre Ferrari a occupé une partie de mes soirées. Avec mon frère aîné nos regardions la série car il était un fervent admirateur des Etats-unis, pays où il aurait bien voulu se rendre. Je regarde la série française *« Pause-Café »* car Véronique Jeannot est l'assistante sociale que j'aurais beaucoup aimé rencontrer au collège ou au lycée.

<u>1982:</u> Je regardais avec beaucoup cette série, l'histoire d'un papa qui avait adopté deux charmants bambins noirs américains. Arnold était très attendrissant dans son rôle.

<u>1983:</u> Je regarde ChiPS, les deux motards américains et Erik Estrada que je trouvais craquant à l'époque.

<u>1984:</u> La croisière s'amuse que je regardais le mercredi après-midi après la fac. Et surtout, j'ai commencé à regarder cette nouvelle série : Dynastie qui faisait fureur aux USA. J'aimais surtout le personnage d'Al Corley qui quitta très vite la série pour se consacrer à la chanson.

<u>1985</u> : Une série de Telenovela brésilienne débarque en France. Pendant plusieurs semaines, j'ai suivi l'épopée de deux frères jumeaux qui ne se connaissaient pas. La série *« Danse avec moi »* m'a fait pleurer, rire et me retrouver dans mon histoire car les jumeaux étaient à la recherche d'une identité, de leur identité.

<u>1986:</u> J'ai commencé à suivre le feuilleton « Miami Vice » surtout pour les

beaux yeux bleu/vert de l'acteur Philip Michael Thomas. C'est l'époque de lancement des télés libres, et c'est à ce moment que je découvre la série « K-2000 » et surtout Star Trek que je continue à regarder de temps en temps avec Nostalgie. C'est d'ailleurs cette passion pour Star Trek que j'ai transmise à mes deux gamins et c'est aussi par chance que mon mari est accroc à la série.

1987: MacGyver est sans doute une des séries que j'ai le plus appréciée car Richard Anderson avait toujours un formidable tour à apprendre et je me souviens de cette fois où je me suis retrouvée en panne de mobylette et que grâce à un de ses trucs, j'ai pu réparer ma mobylette et redémarrer. A partir de cette période, j'ai commencé à savoir bricoler. Et puis, il y a surtout eu la série culte « *Madame est servie* » que nous regardions presque tous en famille, mon frère aîné, mon plus jeune frère et ma sœur. Ma sœur et moi étions amoureuses de l'acteur Tony Danza qui jouait le rôle du super papa, bonne à tout faire « Tony Micelli ».

1988: Je me lève le dimanche matin pour regarder *« Candy ».* Je sais ce n'est pas vraiment de mon âge mais tellement romantique !

1989: Je regarde la série Santa-Barbara dans ma chambre de Lille. Je partage un étage avec Catherine et elle à la télé dans sa chambre. En échange de cuisiner pour elle, je peux regarder la télé avec elle et donc de ne pas être seule.

1990: Je regarde en Angleterre *« Neighbors », « Home and Away »* et la très célèbre série « Coronation's street » avec Frank Dubosc qui y fait même ses débuts. Et j'avais commencé à regarder la clinique de la fôret noire

<u>1991:</u> En Allemagne, à partir du moment où j'ai pu comprendre l'Allemand, j'ai commencé à regarder *« Stark Trek – the next generation »*

Absent

LES RÉFÉRENCES

Références musicales et cinématogra-phiques

http://www.archives80.com/
http://fr.wikipedia.org/wiki/1980_en_musique

Cabinet de Daniela Schröder, naturopathe.

http://www.praxis-larimar.com

BSFF

Be Set Free Fast (BSFF) nach Larry Nims

http://www.bsff.de/.com (en allemand)

Lieu de souvenirs

Valenciennes

http://www.valenciennes.fr/fr/accueil.html

Barcelone

http://www.barcelona.es/

Gérone

http://www2.girona.cat/ca

Olot

http://www.olot.cat/skin/default.aspx

Pals

http://www.palsturisme.com/fr/pals-mas-plage.html

Sabadell

http://www.sabadell.cat/es/

LLandudno

http://www.llandudno.com/

Absent

Absent

20 années 'une histoire paternelle